Mi bebé orgánico
(My organic baby)

Mi bebé orgánico
(My organic baby)

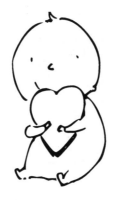

PAMELA MARIN

authorHOUSE®

AuthorHouse™ LLC
1663 Liberty Drive
Bloomington, IN 47403
www.authorhouse.com
Phone: 1-800-839-8640

Edited by: Eluney M.D. Cisterna
Header illustrations created by: Gabriela Monges
Cover image photographed by: CL Photography
Interior images photographed by: Emma Rosas
Cover designed by: REPLICA

Published by AuthorHouse 09/30/2014

ISBN: 978-1-4969-3681-3 (sc)
ISBN: 978-1-4969-3680-6 (e)

Library of Congress Control Number: 2014916280

Oliver.

¡Gracias por ser un niño tan lindo!
Eres noble, inteligente, y contagias a todos con tu sonrisa. Gracias por existir en nuestras vidas, papá y yo te amamos.

A mi esposo.

Gracias por apoyarme en este proyecto, por creer en mí e inspirarme a alcanzar grandes cosas.

Love you!

INDICE

Mejora los niveles de hierro. La sangre del
cordón umbilical es rica en células madre y con él
se pueden tratar más de 80 enfermedades.

*No es raro o extraño o asqueroso, ¡Es la ciencia!
Es una forma natural para regular la glucosa
materna, mejorar tu producción de leche maternal
y balancear tus hormonas.*

*Tienen el sello de la U.S.D.A. (Departamento
de Agricultura de los Estados Unidos): son libres de
colorantes artificiales, fragancias y preservativos*

químicos. Son productos hipoalergénicos (pañales sin fragancias. toallas húmedas sin fragancias, etc.)

No tengo palabras para agradecer a Care M. Messer (CHBE), y Martha Bustamante (Doula), las primeras personas que me informaron que hay maneras más naturales de traer a un bebé al mundo, un bebé más natural sin acudir a lo que todos estamos acostumbrados: "la manera más fácil".

Siempre pensé que tener un parto en un hospital era la única opción que había. Sin embargo, la medicina moderna cada vez hace más cesáreas. El parto es un proceso natural y maravilloso, del que muchas mujeres están huyendo por miedo a sentir dolor o a que se les dañe la vagina.

En este libro quiero ayudar a todas las embarazadas y a las que ya son madres y próximamente planean quedar embarazadas, a tomar una decisión adecuada al momento de tener su bebé. Cuando yo estaba embarazada de Oliver me informé en unas clases de "hypnobirth" (parto-natural). Son muy importantes. Da pereza porque durante el embarazo te sientes más cansada de lo normal, sigues trabajando, ocupándote de la casa, pero aun así hay que sacar fuerzas e ir. Es un curso que dura 1 mes y te dan información sobretodo de lo alternativo y natural que puedes utilizar, se tratan temas como:

- El embarazo y sus cuidados.
- El parto: señales, parto natural,
- Cuidados postparto de la madre.
- Cuidados postparto del bebé.
- Lactancia materna.
- Placenta encapsulada
- Desarrollo cognitivo y físico del bebé.
- Psicología del bebé.
- Alimentación del bebé.

El trato no sólo es magnífico, sino totalmente personalizado. Con un seguimiento y un apoyo incondicional durante el postparto, **tan** importante para la madre primeriza.

Gracias a esta escuela de madres, me sentí acompañada y relajada durante todo el embarazo y supieron guiarme también luego de ser madre.

Lo primero que debes saber, es elegir un médico que te ayude durante todo el camino, los 9 meses. Que te apoye en todo momento, porque no todos los embarazos son simples: algunos son más dolorosos, más sintomáticos, en otros pueden surgir algunas complicaciones. Asegúrate de que tu doctor haga partos naturales y que no insista mucho en cesáreas (esos son los buenos). Esto es lo más difícil de saber, porque todos te dicen que sí, y al momento de acercarse la fecha **TAZ!** Te llenan de miedo y te dicen que es mejor hacer cesárea y tratan de programarla, y al final terminan haciendo lo que ellos quieren: la cesárea.

Razones por las cuales los médicos quieren hacer cesárea son muchas. Una de ellas: ganan más; se sienten más cómodos haciendo lo que miles de mujeres prefieren: "epidural".

Un doctor convencional ¡ya tiene todo programado! Las razones que te pueden inventar para practicar cesárea son muchas, pero antes de tomar una decisión asegúrate, lee, busca toda la información necesaria para que no te manipulen en tu embarazo, sobre todo en las últimas semanas, que no te queda otra más que hacer lo que el doctor diga, porque estás muerta de miedo y confías en él, y aunque quieras cambiar de doctor nadie te acepta por lo avanzada que estás en tu embarazo.

A lo largo de los siglos se han escuchado y seguido creencias y mitos, pero una, como mujer, tiene un instinto maternal que no falla. O sea que, si todo viene bien, no tiene por qué haber problemas que no podamos solucionar a partir de nuestro "ser mujer", "escuchar a nuestro cuerpo" y "prestar mucha atención a nuestra mente".

En el siglo VI a.C., Aristóteles concluyó que el agua es el principio de la vida. Observó que todas las semillas tienen una naturaleza húmeda. Sin embargo, no fue hasta 1700 que los científicos empezaron a comprender e identificar las propiedades del agua, reconociendo su valor como método terapéutico.

A lo largo de la historia existen muy pocas pruebas concretas de que las culturas antiguas practicaran el parto en el agua a cualquier escala, pero se sabe que se ha usado en todas las culturas del mundo. Hay leyendas que dicen que los antiguos egipcios daban a luz en el agua a ciertos bebés, bebés selectos...

El agua ha sido siempre un símbolo de maternidad y fertilidad: la vida comenzó en el océano, y nuestro hábitat natural durante los meses de gestación es el líquido amniótico. Por ello ya en los años 70, el Dr. Michel Odent, en Francia, dio a conocer a los científicos y mujeres los beneficios del agua en el parto

Casi treinta años después, este fenómeno del parto en el agua se ha expandido notablemente: países europeos como Inglaterra, Francia, Bélgica, entre muchos otros, así como Japón, EE.UU., Australia, ven multiplicarse centros en los que se practica este tipo de nacimiento, más natural y humanizado.

Ahora me pregunto yo: hoy en día, ¿Podemos tener partos naturales como este en el agua, y otros, sin la necesidad de la epidural?

Si eres mami primeriza o estás embarazada por primera vez se dificulta un poco más tomar una decisión. Probablemente te habrán dicho aquello de que con la "mágica epidural" el parto ya no tiene por qué ser doloroso. Te habrán pintado esta anestesia como el simple hecho de estar sentada revisando tu Facebook, o tal vez el camino de rosas en el que esperarás ver salir a tu bebé, leyendo una revista con la única incomodidad de tener que pasar las páginas con una vía en el brazo.

Cierto es que en una amplia mayoría de casos esto es así y no seré yo, precisamente, quien reniegue de aquellos avances médicos y farmacológicos que puedan facilitarnos la vida.

Si tuviera otro hijo es muy probable que volviera a pedir parto natural, pero creo que es importante conocer la "cara B" de la epidural: las consecuencias y complicaciones a las que podemos enfrentarnos.

Por esta razón, en este libro voy hablar de mi propia experiencia como mujer hispana, como nueva generación, y como madre primeriza. De cómo surgió la idea de escribir *"Mi Bebé Orgánico"*. De cómo uno, siendo hispano o siendo de otra nacionalidad, no está al tanto de muchas cosas (ignorancia) acerca de nuestros hijos. De cómo seguimos el patrón de nuestros papás, abuelitos, amigos y hasta el de gente famosa sin estar lo suficientemente informados.

Espero que disfrutes de mi historia, tanto como yo disfruto de ella. Que te ayude a crear ese nuevo bebé que esperas, estando más saludable y más informada, para que así formemos mejores generaciones.

Cómo nació este libro.

Si hay algo por lo que le doy gracias a Dios en estos 27 años, es por la llegada de mi hijo Oliver y por lo que he aprendido y sigo aprendiendo día a día. He aprendido que los niños no se crían solos.

Comenzando por la infancia: aquí no debemos darle al niño todo lo que quiere, así aprenderá el valor de las cosas; tenemos que enseñarle a recoger todo lo que deje tirado, así él aprenderá cuáles son sus propias responsabilidades. Finalmente, prepárese para una vida de enseñanzas, porque la tendrá.

Bueno, si así es como NO se debe hacer, ¿Cómo debemos criar a nuestros hijos? Consideremos ahora...

Lo primero que nos dice un pasaje en la Biblia, es que lo hagamos con disciplina. NO con crueldad, NO con abuso, pero SI con disciplina. La palabra "disciplina" en sus orígenes, tiene que ver con el aprendizaje. Están relacionadas las palabras "discípulo" y "disciplina".

Todo empieza por uno mismo. Es como sembrar una flor y darle agua todos los días. Depende de nosotros cómo se va a formar esa flor, y cómo las próximas generaciones de flores se formarán.

A lo largo del tiempo hemos seguido el protocolo. Cuando tienes un hijo lo llevas al pediatra a su chequeo general. Y cuando el bebé apenas tiene 3 meses, el pediatra empieza a sugerir vacunas. Los padres, ante el temor de que el hijo se enferme, lo vacunan sin pensar. Ni siquiera se paran a pensar qué elementos o sustancias componentes contienen dichas vacunas.

Mientras la gran mayoría de los padres continúan sin informarse, sus hijos siguen sufriendo las consecuencias de su ignorancia. Son víctimas inocentes.

En el capítulo 6 explicaré cómo las vacunas ya no son las mismas de antes y cómo se han vuelto una fuente de ingresos muy importante para la industria farmacéutica, realmente no mejoran el sistema autoinmune de las personas sino todo lo contrario.

Yo era alguien como **Tú,** una persona no informada. Sólo seguía el protocolo general y me preguntaba a mí misma: ¿En verdad estoy haciendo lo correcto?, ¿Estoy tomando una buena decisión en la vida de mi hijo?

Es cuando te pones a pensar y sientes ese "sexto sentido" de que algo no suena bien. Es cuando me puse a investigar y me informé más, y es cuando me di cuenta que no era la única (personita loca) jajajá.

No, pero en serio, esto no es nada nuevo para los europeos, los americanos y hasta los canadienses. Ellos ya están informados de este tema tan controversial como son las vacunas. Y algunos padres, como nosotros (mi esposo y yo), decidieron no vacunar a sus hijos.

Por este motivo quise escribir este libro. Para contar mí historia. Cómo yo, siendo hispana, tuve que tomar esta decisión tan importante. Y dije: ¿Cómo es posible que yo, una mujer tan educada, que fue a la universidad, no supiera de esto?

¡Pero cómo voy a saber si no investigaba respecto al tema!

Yo veía a la gente seguir el protocolo: llevar a vacunar a sus hijos. Pero en verdad, ¿Esas personas están informadas?, ¿Alguna vez se han puesto a abrir un libro y a educarse respecto al tema? Y lo mismo sucede con los demás temas que serán tratados a lo largo de este libro.

A mis cuatro meses de embarazo me informe de unas clases llamadas, en inglés, **"hypnobirthing"**, lo que significa: un enfoque natural, más fácil, un parto más cómodo. **Hypnobirthing** es muy usado en 27 países y muy novedoso en España y otros países de habla hispana. Este método, también llamado "el método mongan", no enseña nada nuevo, nosotras como mujeres lo hemos hecho desde siempre. Aunque hay factores sociales y culturales que nos alejan de esa normalidad, Hypnobirthing nos acerca de nuevo al proceso, de forma natural y segura.

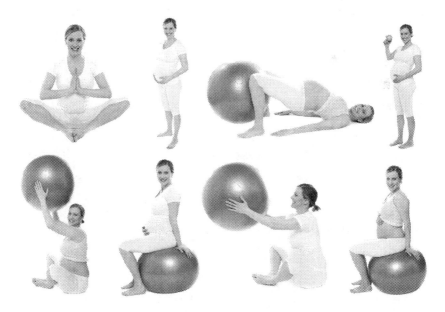

hypnobirth " pebta Medicinal"

Una de las figuras famosas que consideró este método al estar embarazada, fue la Duchesa de Cambridge, Kate Middleton. Ella, al igual que yo, investigó y se informó sobre varios métodos para traer a un bebé más naturalmente al mundo. Ella quería que fuera un proceso natural, así que Hypnobirthing fue una de sus opciones.

La mayoría de estas clases duran aproximadamente un mes. Y no necesariamente se tienen que llamar Hypnobirthing (en otros países tienen otros nombres). Puedes investigar por medio de la computadora dónde ofrecen este tipo de clases para preparación de partos naturales. Puedes llevar a tu pareja, ya que los dos aprenderán cosas nuevas en el nacimiento de este bebé tan esperado. Les explicarán cómo es un parto natural, cómo toda mujer puede ser capaz de concebir a un bebé de forma natural. Yo, al principio decía: ¿Cómo es posible manejar el cuerpo y la mente al mismo tiempo con un dolor tan espantoso? Pero la buena noticia es que si yo pude, "¡Tú puedes!"

La mente es tan poderosa, que nunca descubres ese lado tuyo sobrenatural, hasta que lo pones en práctica.

Una vez inscripta en estas clases, te darán un libro llamado "Hypnobirthing" ya sea en inglés o en español (depende del curso en el que estés inscripta). A lo largo del curso, tus mejores aliados en la clase y en el parto serán tus CDs de relajación, tu libro, y una pelota de yoga.

Allí mismo o en el hospital, te ofrecerán el servicio de una **Doula**. ¿Qué es una Doula? Una doula es una acompañante en el parto, "una partera". Hoy en día una doula es una mujer con experiencia en embarazos, nacimientos y crianza, que ofrece apoyo continuo, físico, emocional e informacional a las familias antes, durante y después del nacimiento de su bebé.

En el año 1989 se hizo un estudio entre 5,000 mujeres, las cuales usaron doulas antes y durante el nacimiento. El resultado fue que los bebés que llegaban tenían un tiempo de nacimiento mucho más corto (entre 2 y 3 horas), a las mujeres se les practicaban un 50% menos de cesáreas, y tenían un 40% menos de epidurales y necesidad de anestésicos.

Por otro lado, las evidencias demuestran que el uso de doulas tras el nacimiento reduce las depresiones, disminuye el tiempo de recuperación y facilita lactancias y crianzas seguras y exitosas.

En mi caso, estoy muy agradecida con Martha Bustamante (mi doula), con mi madre y con mi esposo por haber estado allí presentes. Definitivamente la ayuda de la doula fue importante en mi parto e hizo que todo fluyera más fácilmente.

No importa cuántas horas dure un parto o qué tan corto pueda ser, una doula va estar siempre allí para ti. Al final, le estas pagando por el servicio. Una doula sale alrededor de $500 a $1,000, depende de su trayectoria, el idioma, las referencias que tenga, etc. En mi caso, que soy hispana y mi esposo Turco, seleccioné a mi doula bilingüe. Ya que a la hora de dar a luz, con tantos nervios, creí que hasta el inglés se me iba a olvidar, así que preferí que me hablaran puro español.

El cuidado que brinda una doula, se basa en el conocimiento de que el continuo soporte emocional y la confianza durante el proceso de parto mejoran y facilitan todas las fases de la maternidad en gran medida.

Lo importante de una doula no es, pues, lo que ella sabe, sino quién es ella, su personalidad, porque esto es lo que más influye al ayudar a la mujer que está en proceso de parto.

Tareas que puede realizar una doula:

Durante el embarazo:

✓ Puedes comentar con ella tus objetivos para el parto así como cualquier duda y/o temor.

✓ Complementa la información recibida en las clases de preparación al parto por parte de la comadrona.

✓ Informa sobre el proceso del parto y el dolor, y sugiere ideas para mejorar el confort adecuadas a las circunstancias.

✓ Provee de consejo sobre un plan de parto, a consultar con el médico o comadrona.

Durante el parto:

✓ Te acompaña cuando sientes la necesidad de su apoyo, ofreciéndote soporte emocional.

✓ Está contigo para responder tus dudas y animarte.

✓ Sugiere maneras para soportar el dolor y facilitar el parto en colaboración con el personal sanitario.

Actúa como un vigilante de los deseos de la madre durante el proceso del parto frente a intervenciones no deseadas.

Ayuda creando un entorno adecuado para la madre (reduciendo el nivel de ruido y luz, poniendo música, regulando el frío o calor, respondiendo al teléfono, etc.)

Ayuda en un VBAC (parto vaginal tras cesárea), si fuera el caso.

Colabora con una comadrona en la atención de un parto en casa.

Respeta la privacidad de la mujer en proceso de parto.

Da apoyo y seguridad a otros miembros de la familia.

Después del nacimiento del bebé:

✓ Ayuda en los procedimientos del posparto.

✓ Facilita el establecimiento temprano de la lactancia materna.

✓ Mantiene el contacto por teléfono para cualquier consulta.

✓ Colabora en el cuidado de la casa y de los demás hermanos para tranquilizar a la nueva madre y liberarla de cargas.

"Sin duda alguna, mi Doula fue mi gran ayuda durante la entrega de mi hijo, en forma de consejos sobre cómo tratar con los dolores de parto (contracciones), y palabras de aliento. Mi Doula fue invaluable durante periodos de incertidumbre, ya que era mi primer embarazo y, especialmente, cuando las contracciones venían rápidas y dolorosas. Yo realmente no creo que hubiera sobrellevado el miedo sin su ayuda."

CAPÍTULO 1

Mi estilo de vida orgánico.

Bienvenido a mi libro "My Organic Baby " – Mi Bebé Orgànico, en el que puedo compartir con usted, desde mi amor por la comida orgánica hasta mi decisión de vivir un estilo de vida no tóxico.

Hace tres años atrás, me casé con un turco. Ya se imaginarán, yo siendo Mexicana y mi esposo de Turquía, no se puede dejar de ver que las culturas son totalmente diferentes.

Nosotros, como mexicanos, hacemos lo que queremos. No tenemos en realidad una disciplina tan marcada ni en la comida, ni en la cultura ni en el conocimiento de ciertas cosas. Siempre a los mexicanos nos han visto como quienes no sabemos nada.

A pesar de que soy 100% mexicana, me crié en San Diego, CA. Fui al colegio comunitario y después me gradúe de la universidad, recibiendo mi especialidad en Child Development.

Pues aun siendo universitaria y todavía viviendo en casa de mis padres, nunca había escuchado de comida orgánica ni de vivir fuera de tóxicos y químicos. En mi casa nunca se escuchó hablar de esto. Comíamos, mi hermana y yo, lo que había. Nunca fuimos melindrosas.

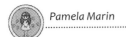

Hasta que me casé. Y tú sabes que cuando andas de novia no es lo mismo que cuando te casas. Hay cosas que no saben el uno del otro hasta que viven juntos. Pues yo, como la mujer de la casa, iba al mandado y compraba lo que mi mamá siempre compraba para el refrigerador: que los huevos convencionales, el tipo pollo tradicional que viene en bolsa, y carne. Las tortillas, las papitas con chile para botana, y la lista sigue. Si eres mexicano sabrás de lo que estoy hablando.

Hasta que un día eran como las 7 de la tarde y estaba preparando la cena antes de que llegara mi esposo del trabajo. Yo muy elegante y entusiasmada estaba preparando unos deliciosos chiles rellenos (que por cierto me salen deliciosos), pues no me va preguntando mi esposo: ¿son orgánicos? Y le dije: ¿Qué? ¿De qué hablas? Y me pregunta: ¿Dónde compraste el mandado? Y después de allí empezó el interrogatorio… (Jajá… así le digo). Pues así es como empezó todo, eran nuestras primeras discusiones… y yo ya quería salir corriendo de la casa y gritar a los cuatro vientos "¡Cómo Ch…..!!", al principio no lo voy a negar, amo a mi esposo, ¡pero cómo me enfadaba con su orgánico! ¡Que si tiene fragancia, ¿Que si es natural!? ¡Ay no! ¡Estaba enfadada!

La transformación:

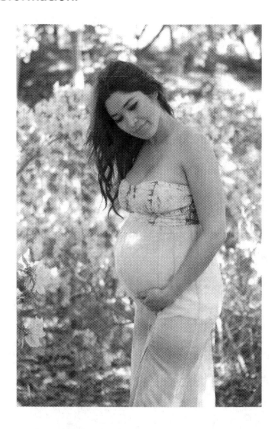

Cambiar de estilo de vida, para mi familia y para mí fue un cambio gradual y comenzó cuando quedé embarazada de Oliver. Mis instintos maternales me decían que tenía que tomar el asunto de la alimentación orgánica más en serio. Lo más importante para mí, era que mi bebé consumiera alimentos más puros, frescos y saludables y menos químicos posibles.

Estaba decidida a no poner ¡Ningún veneno ni más tóxicos en mi cuerpo!

Empecé por el cambio a una dieta de todo orgánico: la integración de los alimentos libres de transgénicos. No fue fácil al principio, los alimentos orgánicos son un poco más caros que

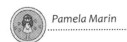

los no orgánicos (pero es mucho menos costoso que tratar con las consecuencias de la diabetes, el colesterol elevado, y otros problemas de salud). Otra cosa que eliminé de mi dieta fue el ¡AZÚCAR! Hay una amplia investigación que le da credibilidad al hecho de que el cáncer se nutre de azúcar.

Empecé a leer libros sobre la nutrición y la salud y me sorprendió qué mal estaba informada acerca de opciones simples para mejorar la salud. Seguí investigando maneras que pudiesen tener un impacto positivo en la salud de mi hijo, y me sorprendió lo mucho que la investigación apoyaba a la medicina alternativa, a todo lo libre de químicos y a la alimentación orgánica.

Cuanto más aprendía, más segura me sentía de tomar decisiones informadas para mí y para mi hijo. Me había equivocado al creer que los productos vendidos al público eran siempre seguros.

Desde entonces, he seguido educándome y he llegado a ser muy cuidadosa de lo que compro en el mercado. Quiero que mi casa sea un lugar que esté libre de productos químicos nocivos y donde mi hijo siempre encuentre los alimentos y productos que sean buenos para su crecimiento.

De esta manera nació *Mi bebé orgánico*: informándome siempre y aprendiendo cómo leer los términos de etiquetas ecológicas.

Lo básico e importante en el Mercado:

En un mundo perfecto, desearíamos tener una granja con todo lo más natural posible. Empezando por tener gallinas en nuestros patios hasta ordeñando las vacas con nuestras propias manos en BPA contenedores libres de tóxicos.

Aunque eso no sucede, todavía queremos tomar las decisiones correctas. Queremos comprar los alimentos orgánicos que proporcionan la mayor cantidad de beneficios (en pocas palabras: lo básico y barato). Para eso, antes de salir al supermercado primero asegúrate de hacer una investigación por internet de cómo leer cada una de las etiquetas ecológicas.

Una vez que ya te hayas familiarizado con los nombres y los términos, puedo darte algunos consejos: **consejos sobre cómo comer orgánico con un bajo presupuesto. (Me imagino que esta es tu parte favorita del libro. jejeje)**

Pues yo ya tenía 3 meses de embarazao y ya no trabajaba. Mi único dinerito era el que me daba mi esposo para el mandado y para mis gastos personales. Y yo, como soy un poco coda, buscaba la manera de ahorrar lo más posible para tener mi propio dinero juntado.

Entonces empecé por preguntar a mis amigos cómo hacían para comprar mandado en Wholefoods (mercado en San Diego que nomás salías con 3 cosas y ya eran $20 dólares y en un mercado tradicional compras toda la tienda por $100 dólares y hasta te sobra dinero).

Ahora yo quiero compartirles el ahorro de ideas que me dieron mis amigos. Y déjenme decirles, he aprendido mucho de mí misma mientras juntaba esta lista y que combina consejos de todo el mundo en una guía coherente. No puedo esperar para poner algunas de estas nuevas ideas a la práctica. ¡Que comience el ahorro!

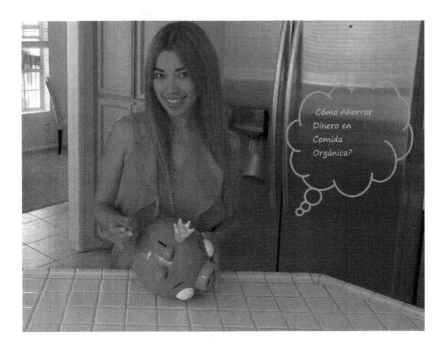

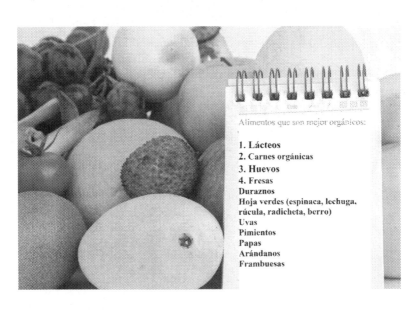

Encontrar y utilizar CUPONES ORGÁNICOS:

- Verificar los sitios web de tu mercado favorito en busca de cupones y promociones especiales, casi todos ellos tienen algunos.
- **Whole Foods** tiene cupones cada semana para diversos productos dentro de la tienda.
- **Earth Fare** tiene cupones cada semana para diversos productos dentro de la tienda.
- La mayoría de los mercados de Estados Unidos aceptan cupones, así que no tengas miedo o vergüenza de usarlos en un viaje de compras en tu mercado favorito.

Investigue cuando vea un mercado callejero en su comunidad, que vendan todo tipo de cosas, y entre ellas frutas y vegetales: los que venden productos agrícolas en el mercado son las mismas personas que cultivan o producen los artículos.

DATO: Si vives en México, hay un sitio buenísimo donde puedes encontrar productos orgánicos: http://vivosimple.com/donde comprar.php

En Casa y en la Cocina:

- **Manténgase organizado.** Planee sus comidas para la semana de acuerdo a los alimentos orgánicos que se encuentran a la venta o para los que tenga cupones de descuento.
- **Presupuesto.** Escriba un presupuesto semanal y mensual para ayudar a realizar un seguimiento tanto del gasto irregular como del gasto responsable. Esto le permitirá ver sus hábitos de consumo y le ayudará a priorizar la compra de alimentos ecológicos.

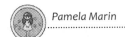
- **Hágalo usted mismo.** En lugar de comprarlo, haga sus propias barras orgánicas de granola, kale patatas fritas, licuados, jugos y reemplácelo con los que venden en la tienda con más sobrecarga.

Use su congelador:

- 9 de cada 10 veces los productos orgánicos congelados en la tienda son más baratos que lo fresco, especialmente si la fruta o verdura es fuera de temporada.
- Congelar todo lo que le sobre, utilizando frascos de vidrio o moldes de hielo de silicona para porciones más pequeñas.
- Congelar la masa de galletas caseras libre de glúten y otras delicias como el fudge de almendras.
- Compre productos locales cuando están en temporada y congélelos para ahorrar cuando estén fuera de temporada, por ejemplo, en la primavera y verano poner las berries en una bandeja y congelar durante la noche y luego almacenar en tarros para el otoño y el invierno.

TOMAR DECISIONES:

- Carne y productos lácteos (productos animales como pollo, huevos, queso, mantequilla, yogurt, leche, etc.) son los más importantes para procurar que sean productos orgánicos, debido al riesgo combinado de pesticidas, antibióticos y cáncer que causa la exposición de hormona de crecimiento.
- Reducir la cantidad de carne orgánica, sustituyendo con la mitad de la porción de frijoles orgánicos.
- Compra lo básico de carne y lácteos, lo demás, de tu mercado convencional.

Cultivar su propia comida en su casa:

- El cultivo orgánico en macetas nos permite obtener algunos alimentos orgánicos y frescos, disponer de especies o variedades que difícilmente encontramos en el mercado e incluso, ahorrar dinero. Hierbas orgánicas son uno de los artículos más caros en el supermercado.
- Recuerde comprar semillas no transgénicas.
- Podemos usarlo como un hobby sano y divertido, y aprender más sobre la naturaleza.

Para comenzar un cultivo orgánico en macetas, sólo necesitamos contar con un pequeño espacio soleado (al menos 6 horas de sol al día), como por ejemplo balcones, ventanas, terrazas, etc.

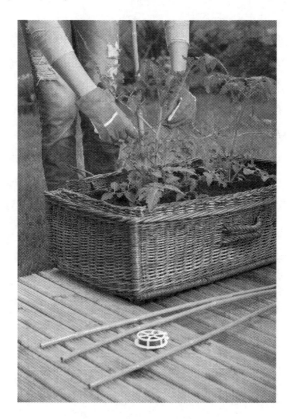

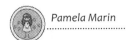

Punto 1: Es importante que las plantas que cultivemos estén en buenas condiciones para crecer sanas y fuertes. Para eso es ideal contar con un buen fertilizante orgánico y regar frecuentemente cuanto sea necesario.

Punto 2: En las macetas podemos sembrar muchos tipos de hortalizas, como lechugas, acelgas, cebollas y pimientos. También podemos cultivar hierbas aromáticas.

El proceso:

Después de hacer mi búsqueda por Internet y preguntarles a mis amigos cómo hacer mis compras en el mercado sin gastar mucho dinero, decidí que en casa se cocine 100% orgánico. Empecé por comprar libros de recetas orgánicas y por medio de Facebook me hice amiga de varios sitios que ofrecen una alimentación saludable.

A pesar de que en casa cuidamos mucho nuestra alimentación, yo, como buena mexicana, nunca voy a dejar de preparar mis deliciosos platillos mexicanos. Aún los puedes todavía hacer, no importa tu cultura. Mientras tus ingredientes sean orgánicos, lo demás ni quien te diga nada (lo digo por mi marido, riéndome).

Pues ahora, después de mi transformación ya no me decía nada. Estaba impresionado de cómo yo tomé la decisión por mí misma. Un día dije: "Tal vez tenga razón, en lugar de estarme quejando lo debo tomar como algo bueno para mí."

Con el tiempo, empecé a informarme de mercados naturistas y empecé a tomar ventaja de las promociones que ofrecía mi mercado Whole Foods. Y pude ampliar mis compras más allá de los productos. ¡Sí! Whole Foods Market aunque es un mercado un poco caro, cada miércoles tenían ofertas. La clave era ir de compras inteligentemente.

Ahora me considero una experta en compras. Yo compro casi todo lo de la lista que mencioné anteriormente en Whole Foods y gasto casi lo mismo que si comprara en supermercados convencionales y a veces menos. Me siento mucho mejor sabiendo que estoy comprando orgánica y tienen una mayor variedad de opciones de alimentos saludables para mi familia.

Ya siendo una experta en el mercado, aprendí cómo hacer los famosos jugos curativos, en especial los verdes, y las ensaladas deliciosas de pollo, de salmón, y de pescado añadiéndole **aderezo hecho en casa con limón, basil y chia:**

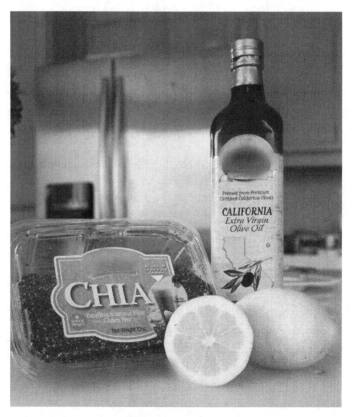

CHIA ADEREZO HECHO EN CASA CON LIMON

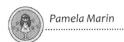
Ingredientes:

Jugo de 1 limón.

1 cucharada de agua.

3/4 de cucharadita de semillas de chía.

1 cucharada de Aceite de Oliva Virgen Extra (Yo utilizo un aceite de albahaca infusión que añade un extra de 'hit' de sabor, pero el aceite normal funciona muy bien también)

1 1/2 cucharadas de Vinagre Balsámico Blanco.

1 cucharada de albahaca fresca picada finamente.

1 cucharada de miel.

Pimienta al gusto.

Jugos y remedios orgánicos para la anemia:

La anemia puede aparecer por diferentes razones, pero tal vez, la más común ocurre cuando no se consume suficiente alimento que contenga hierro. También puede aparecer cuando existen pérdidas de sangre.

Ingredientes:

2 moras

3 fresas

1 manzana

Preparación:

Lavar y cortar los ingredientes y poner en la licuadora junto con un vaso de agua. Batir por unos instantes. Tomar este jugo preferiblemente por la mañana.

Jugos y licuados orgánicos para el dolor de cabeza:

Algunos jugos o licuados pueden ayudar a disminuir el dolor de cabeza especialmente causado por tensión, ya que tienen propiedades analgésicas, relajantes y desinflamatorias naturales.

Ingredientes

1 rebanada de papaya

3 naranjas, el jugo solamente

2 guayabas

Preparación:

Licuar todos los ingredientes hasta que se integren perfectamente. Tomar un vaso cada vez que se presenta el malestar.

Jugos para activar la circulación sanguínea:

La circulación sanguínea es la que lleva la vida y la renovación vital a todo el organismo.

Este jugo elimina toxinas y es eficaz contra problemas de circulación, ya que evita la formación de placa de colesterol en las arterias.

Ingredientes:

8 fresas picadas

150 gr de uvas

Agua

1 cucharadita de miel de abejas (opcional)

Hielo a gusto

Lavar todos los ingredientes. Picar las fresas y colocar los ingredientes en la licuadora. Batir por unos segundos. Servir con hielo y agregar una cucharita de miel. Tomar un vaso, dos o tres veces por semana.

Jugos, licuados y remedios para las embarazadas:

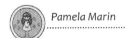

Manzana: La manzana contiene fibra asimilable rápidamente por el organismo, ya que es una fruta hidratante y refrescante por la gran cantidad de agua que contiene. Tiene vitamina E y C, y ayuda en caso de anemia que afecta a algunas mujeres embarazadas.

Lechuga: La lechuga tiene un efecto tranquilizante, ya que ayuda a calmar los nervios, controlar las palpitación y, como consecuencia, las embarazadas pueden dormir mucho mejor por las noches, por eso es recomendada.

Frambuesa: La frambuesa es de bajo valor calórico y muy rica en fibra. Aporta cantidades significativas de potasio y ácido fólico necesario para el desarrollo del feto en los primeros meses.

Betabel, espárragos, espinacas y lentejas: Contienen folato, el cual ayuda a prevenir defectos del tubo neural que pueden desarrollarse en el primer mes después de la concepción.

Brócoli, leche sin grasa y yogur natural sin grasa: Son ricos en calcio. Es vital la óptima ingesta de calcio, ya que el cuerpo de la mujer le quitara calcio a sus propios huesos para dárselo al feto, si tiene poco de este mineral que sirve para fabricar huesos. El feto lo requiere para el desarrollo del esqueleto.

Ingredientes:
3 manzanas
2 puñados de frambuesas

Preparación

Pelar las manzanas, quitándoles las semillas, lavar las frambuesas y licuar juntos ambas frutas. Tomar un vaso a diario especialmente en las mañanas.

Jugos y licuados para las arrugas:
(A pesar de que todavía estoy en mis 20's)

Para combatir este tipo de envejecimiento, es necesario nutrir el organismo con alimentos que contengan antioxidantes que destruyen a los radicales libres que contribuyen a que la piel se vea arrugada.

DATO:

La vitamina E actúa para proteger las células contra los efectos de los radicales libres, los cuales son dañinos porque deterioran las células y contribuyen al desarrollo de enfermedades cardiovasculares y cáncer.

Ingredientes:

3/4 de taza de leche descremada

2/3 de taza de plátano maduro en rodajas

1 1/2 taza de durazno fresco natural

1 1/2 tazas de yogurt natural congelado

Preparación:

Licúa los tres primeros ingredientes hasta lograr una mezcla suave. Agrega el yogurt y bate hasta integrar. Bebe de inmediato. Tomar un vaso cada tres días.

Para el uso externo:

El jugo de espinaca aplicado en forma externa puede reducir las arrugas en un 40 a un 60 por ciento. El procedimiento para la elaboración del jugo es el siguiente:

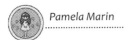
Ingredientes:

Hojas de espinaca

1/2 taza de agua

Preparación:

Lavar algunas hojas de espinaca bajo el chorro de la canilla. Colocar las hojas en la licuadora. Agregar el agua y preparar el jugo.

Tomar un trozo de algodón y empaparlo con jugo de espinaca. Con el algodón embebido en el jugo, realizar movimientos circulares, frícciónese la frente, el mentón, ambos lados de la boca y el contorno de los ojos durante 5 minutos. Enjuagar el rostro con agua fría.

Licuados y remedios para potenciar la memoria:

Con respecto a la alimentación, es necesario consumir alimentos ricos en vitaminas B3 (maní) B6 (brócoli), C (naranjas), E (almendras). Los alimentos ricos en vitamina E, potencian la memoria, ya que ésta vitamina es un antioxidante que está vinculado a un menor deterioro cognitivo (generado con el paso de los años).

Remedio para la memoria #1: Consumir todos los días 1 cucharadita de aceite de oliva.

Remedio para la memoria #2: Verter 1 cucharada de romero en 1/4 de litro de agua hirviendo. Dejar reposar 1 minuto, retirar y enfriar durante 10 minutos. Colar y tomar una vez por día con un poco de miel.

Remedio para la memoria #3: Mezclar 1 cucharada de polen de abejas y otra de miel de romero y tomarlo en ayunas.

Remedio para la memoria #4: Colocar varios ajos crudos cortados en la ensalada y consumir a diario.

Siempre me ha encantado tomar licuados en el desayuno. Son prácticos y rápidos. Y así me aseguro de empezar mi día con los nutrientes necesarios para estar alerta y llena de energía.

Empecé con los licuados clásicos, como el de plátano con fresas y manzana, luego el de chocolate, avena... pero ahora ¡Me he aventurado a los licuados verdes! Empecé un poco temerosa ya que, aunque con algo de experiencia tomando jugos, la fibra de las verduras de hojas verdes puede hacer que el licuado sepa muy fuerte. La clave es mezclarlos con frutas, varias verduras y mucho hielo.

Ya para entonces estaba por cumplir 6 meses de mi embarazo, ya no podía consumir licuados solo por la mañana, necesitaba más. Entonces empecé a incorporar un huevo en las mañanas junto con el licuado. Ya sabrán que los huevos son sin duda la mejor fuente de proteína que podemos incluir en nuestra dieta. No sólo tienen una altísima cantidad y calidad de proteína, sino que su precio hace que sean muy fáciles de incorporar en cualquier plan de alimentación. Además, puedes hacerlos de muchísimas maneras distintas y así no te aburres de consumirlos. Es recomendable solo comer las claras, ya que las yemas tienen muchísimo colesterol.

Para mi lonche, empecé por incluir el salmón a las ensaladas. Es muy recomendable incorporar salmón en la dieta durante el embarazo y la lactancia, e incluirlo igualmente durante la infancia del niño. Según estudios, los ácidos grasos Omega 3 aportados por la ingesta de salmón, evitan un posible parto prematuro y contribuyen en gran medida a desarrollar el feto, especialmente

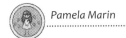

durante la última etapa de la gestación. También es importante durante los primeros años de vida del pequeño.

Tip: Deberías intentar consumirlo al menos una vez a la semana.

Otras fuentes de proteína que agrego mucho en las ensaladas y en los platillos son el pollo y el pavo. También son de las mejores fuentes de proteína y se consiguen muy fácilmente. Además son del grupo de las carnes que menos cantidad de grasa tienen. Debes comerlos sin piel y a la plancha o asados. Siempre deben estar entre tus opciones. Una gran ventaja también es que los puedes comer fríos o calientes y saben bien, así que son perfectos para tus comidas.

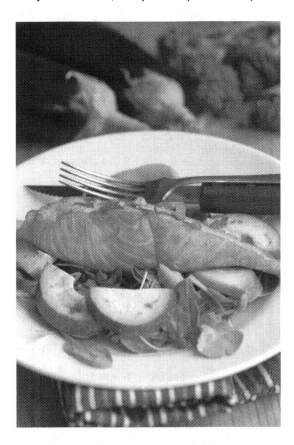

Yo, en lo personal, para todo hago ensalada: con pollo, con salmón, kale y quínoa. Hay otras opciones como el tofu o el requesón, que también te aportan proteína pero no en cantidades tan significativas, y no deberían ser la fuente principal de este nutriente en tu dieta.

Como siempre, recuerda que todos los alimentos de esta lista deben ser parte de un plan de dieta balanceado y nunca debes consumirlos en exceso.

Recuerdo que siempre me decían en mi familia que la mujer embarazada debe comer por dos. Esto no tiene nada de cierto. Lo importante no es la cantidad, sino la calidad de lo que comemos. Claro que debes "comer por dos" (para el beneficio de dos personas), pero esto no siempre significa que usted necesita comer el doble de sus porciones regulares. Se estima que sólo necesita consumir 300 calorías más por día que lo habitual.

Para obtener sus 300 calorías adicionales cada día, no tiene por qué atascarse de pan. El pan blanco no es un aliado en la nutrición, no sólo ha sido corroído de sus alimentos sino que se le han añadido los siguientes aditivos...

Aditivos de la harina blanca: ¿están listos?

1- Bromato de Potasio: producto sintético que actúa como oxidante, madurador y blanqueador de harina.

*Efectos Colaterales: náuseas, diarrea, vómitos, dolor abdominal, convulsiones.

2- Cloro: producto sintético, agente blanqueador.

*Efectos Colaterales: irritante, destruye nutrientes.

3- Dióxido de Cloro: producto sintético, agente blanqueador.

*Efectos Colaterales: no se ha investigado la seguridad de sus efectos en la salud. Se destruyen nutrientes y Vitamina E.

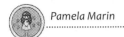

4- Azodicarbonamida (azoforamida): producto sintético. Mejora la tolerancia de la masa con las condiciones de fermentación.

Una mujer embarazada debe consumir vitaminas y minerales ya que es muy importante para ella y su bebé por nacer. Los tres nutrientes que las mujeres embarazadas deben asegurarse de ingerir son: **ácido fólico, calcio y hierro.** Por suerte, estos tres ingredientes son miembros principales de las vitaminas prenatales.

El ácido fólico es muy importante porque ayuda a proteger al bebé de los trastornos del tubo neural (espina bífida con mayor frecuencia). La espina bífida es una malformación en la que el interior de la columna vertebral está expuesto, lo que resulta en muchas posibles consecuencias como parálisis, incontinencia, etc.

Tomar suplementos de calcio es beneficioso para una mujer embarazada porque la formación de los huesos del bebé daña o consume el calcio de su cuerpo. El consumo de calcio puede ayudar a reparar su densidad ósea, así como proporcionar el mineral para su hijo.

Y por último, el hierro ayuda al cuerpo a transportar la sangre saturada de oxígeno. El feto respira básicamente incorporando el oxígeno contenido en el torrente sanguíneo de la madre, es importante proporcionarle a su hijo sangre lo más oxigenada posible.

Ahora que ya conoces la correcta alimentación en el adulto, vamos a prepararnos para un embarazo ecológico y saludable que garantizará el mejor crecimiento del bebé.

¡Si! Se puede **ser ecológico** en todas las fases de nuestra vida. Y en esta ocasión, nos toca a las mujeres en su antes, durante y después de un embarazo. Debes conocer algunos hábitos saludables que puedes seguir mientras estás embarazada para cuidar el bienestar del bebé y el del medio ambiente, que son nuestros principales objetivos.

En los siguientes capítulos podrás informarte acerca de temas de los que jamás habías oído hablar, o tal vez sí conocías superficialmente. Aquí te los explicaré con detalle paso por paso.

CAPÍTULO 2

Cordón Umbilical - La importancia de conservarlo

(Una decisión personal)

Una vez que tu bebé nace, es mejor esperar unos 5 minutos para cortarlo ya que se reduce el riesgo de anemia en el recién nacido. (Yo pedí que **NO** me cortaran el cordón umbilical de inmediato)

Investigaciones analizaron los efectos de retrasar el corte del cordón. Lo compararon con aquellos que habían tenido corte inmediato tras el parto. El estudio incluyó en total a 400 bebés nacidos de embarazos considerados de bajo riesgo, y los resultados mostraron que en los bebés a los que se les retrasó el corte unos cinco minutos, tuvieron mejores niveles de hierro a los cuatro meses de edad, y por lo tanto, se detectaron menos casos de anemia neonatal.

Hay muchos padres que no están informados o no saben la importancia de conservar el cordón umbilical (llamado también "privación de la sangre").

El volumen sanguíneo del bebé es directamente proporcional a su peso. En estudios donde se ha medido la cantidad de sangre que pasa al bebé por el cordón umbilical después del nacimiento,

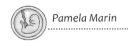

se ha visto volúmenes de 50ml hasta 150ml, lo cual significa entre un cuarto y la mitad del volumen total de sangre del bebé.

Esto también ayuda a que la sangre vaya hacia la médula del bebé transformándose en varios tipos de células distintas. La evidencia dice que el mejor banco de sangre para bebé es el cordón umbilical.

En mi caso, yo quise que el cordón umbilical de Oliver se conservara en el banco privado. Al momento de dar a luz, en muchos hospitales vienen y te traen toda clase de información sobre distintos temas. Entre ellos, recibí un folleto de algo llamado "Cord blood bank" (también en español). Lo leí y supe la importancia del almacenamiento de las células madre: la sangre del cordón tiene el poder de proteger a su familia.

El cordón umbilical era antes considerado un desecho médico y ahora está ayudando a salvar la salud futura de miles de familias. Al igual que la medula ósea, la sangre del cordón umbilical contiene células madre. Estas son útiles en el tratamiento de más de 80 enfermedades como por ejemplo parálisis cerebral, anemia de células, leucemia y linfoma. Las células madre se han utilizado en más de 25,000 trasplantes en todo el mundo.

Uno se pregunta ¿Cómo me informo de todo esto? ¿Cómo a uno no le dicen todo esto cuando va al hospital? La respuesta es muy sencilla: **PREGUNTA, INVESTIGA** y toma todos los folletos que encuentres. Estos te informarán y podrás tomar la mejor decisión para ti y tu familia. En este momento, el costo aproximado del banco es de $1,000 a $2,200. Puede sorprenderte el valor, pero es nada si lo comparas con poder salvar la vida de un miembro de la familia.

Las células madre de la sangre del cordón son muy fáciles de recoger y congelar criogénicamente. Otras fuentes alternativas de células madre, como las de la medula ósea, requieren procedimientos invasivos para obtenerlas, mientras que las del cordón se obtienen en cinco minutos.

Las células madre del recién nacido son más jóvenes y más flexibles que las de un adulto, lo que les da mejores habilidades regenerativas.

Procedimiento para recoger células madres de cordón umbilical:

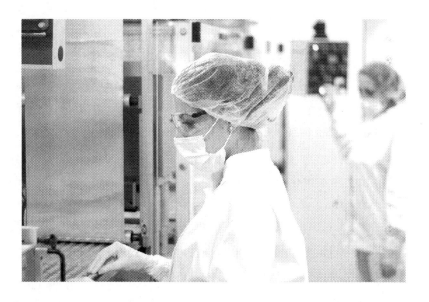

Una de las fases más delicadas del proceso, es la recolección y el transporte. Diferentes estudios han demostrado que la viabilidad de la muestra de sangre de cordón (la proporción de células vivas) comienza a descender 30 horas después de su extracción, por lo que es necesario escoger una compañía que pueda garantizar un tiempo de transporte inferior. Este punto se halla en conexión con el país de destino, dado que las legislaciones nacionales europeas difieren: algunos países, como Inglaterra,

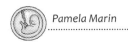

establecen el plazo máximo en 72 horas, mientras otros, entre los que se incluye Alemania, son más estrictos y lo reducen a 48 horas.

¿Quién puede usar las células madre del cordón?

Un bebé, utilizando la sangre de su cordón umbilical, obtendrá siempre un 100% de sus propias células madre. Sin embargo, a veces las familias no pueden recoger la sangre del cordón de su primer hijo, y algunas enfermedades son genéticas, haciendo uso de un solo cable de sangre propio.

¿Por qué es importante la sangre del cordón?

La sangre del cordón es rica en células madre, éstas pueden ser utilizadas en lugar de las células madre de medula ósea para tratar más de 80 enfermedades que amenazan la vida.

¿Cuál es la diferencia entre los bancos de sangre de cordón umbilical públicos y privados?

Los cordones de los bancos públicos de sangre de cordón, son donados de forma gratuita y se almacenan en forma anónima para el uso público. Aquí no hay garantía de que usted pueda utilizar la sangre del cordón umbilical donada de su bebe si alguien en su familia desarrolla una enfermedad que requiere un trasplante de células madre.

En los bancos privados, también llamados bancos de la familia, se cobra una cuota para almacenar adecuadamente la sangre del cordón para uso personal y exclusivo de una sola familia. Las tarifas para el procesamiento y almacenamiento pueden variar de $1,300 a $2,200 USD en total. Se puede pagar mensual o también está la posibilidad de pagar solo una cuota.

¿Cómo se recoge la sangre del cordón?

Tanto la del donado, como la del cordón umbilical de uso privado, se pueden recoger antes o después de que la placenta haya sido expulsada.

Pasos de la recolección de células madre de SCU (sangre de cordón umbilical) antes del parto:

Debes consultar al servicio de asesoramiento del banco toda inquietud que tengas. De no haber inquietudes respecto al servicio, accedes al mismo depositando un monto estipulado por la institución, y luego ellos te enviarán la factura, el contrato, el set de extracción, entre otros. **Lo recomendable es que permitas al ginecólogo** que complete el formulario de diagnóstico y tú completes el de anamnesis. Debes advertir al banco en cuestión que debe extraer SCU.

Debes llevar el set de extracción junto con el documento de exención firmado. Avisa a la persona que te ayudará con la recolección y también al ginecólogo para que tengan lista la bolsa de extracción. Luego de cortar el cordón umbilical de la criatura se procede, sin inconvenientes si se han seguido correctamente los pasos anteriores, a extraer su sangre, la misma que posteriormente será transportada a un laboratorio.

Pasos de la recolección de células madre de SCU después del parto:

Contenida la SCU en el kit especial, el servicio de mensajería correspondiente la trasladará hacia el laboratorio que trabaja con el banco contratado. Estando en el laboratorio, la SCU pasa por pruebas de calidad, crio conservación y depósito. Luego, recibirás un comunicado donde te confirmarán la conservación de la sangre.

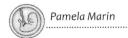
¿Le interesa saber más?

Si está embarazada y está interesada en conservar la sangre del cordón umbilical, hay algunos pasos simples que usted puede seguir:

1. **Comience por hacer su investigación en Internet**: Elija una de las empresas, mándeles un correo o llame para pedir una carpeta de información o visitarlos para una sesión de información gratuita, en donde le responderán a todas sus preguntas.

2. **Considere** la sangre del cordón umbilical como parte de sus preferencias para el parto (o plan de parto).

3. **Conozca** las opciones de precios disponibles para usted y su familia.

4. **Sepa** que hasta el parto, no es demasiado tarde para decidir el banco de sangre del cordón umbilical de su bebé y las células madre.

Una vez que haya tomado su decisión, **mantenga pensamientos positivos** acerca de su embarazo y la experiencia del parto. Después de todo, su propia felicidad es el mejor regalo que puede darle a su bebé.

CAPÍTULO 3

Beneficios del consumo de placenta

No es raro o extraño o asqueroso, ¡Es la ciencia! Es una forma natural para regular la glucosa materna, mejorar tu producción de leche maternal y balancear tus hormonas.

Otra elección que puedes tomar, es encapsular la placenta al igual que el cordón umbilical. En muchos casos, sobre todo si el parto tiene lugar en un hospital, la placenta es considerada un residuo biológico. Al no estar informados, no podremos saber que realmente no es basura y qué se puede hacer con ella. Pero la buena noticia es que aquí, en éste libro, te explicaré los beneficios de la placenta y qué tan importante es conservarla.

Yo, cuando tuve a Oliver, tomé la decisión de conservar mi placenta y encapsularla. Me informé sobre qué sitios se encargaban de eso. Y la buena noticia es que allí mismo donde tomé clases de Hypnobirth, tenían ese servicio.

Al comienzo del libro nombré a dos personas muy importantes en el nacimiento de Oliver y una de ellas es la Señora Care M. Messer. Gracias a sus informativas clases y enseñanzas descubrí los beneficios de la placenta.

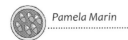

Esto no te lo explican en los hospitales, o quizás los doctores no lo saben. Pero uno se pregunta ¿Cómo es posible que mi doctor no me informe de nada de esto? Hay que entender que ellos estudiaron la medicina convencional, o medicina organizada, o (como a mí me gusta llamarla) la medicina de la Era Oscura: no les gusta que estés informado, porque si lo estás, podrías elegir alguna otra cosa.

Tal y como vemos, hoy la gente está eligiendo más todo lo holístico. Los más jóvenes tienden a ser más abiertos a la medicina alternativa. De hecho, he charlado con muchísima gente de menos de treinta y están muy abiertos a las medicinas o terapias alternativas. Para ellos no es medicina alternativa, es medicina avanzada. Es la nueva ola: holístico, natural, mente y cuerpo, nutrición, que a mucha gente más joven le parece bastante normal. De modo que resulta muy interesante ver gente de más de cincuenta que también se está acercando a la medicina alternativa.

Muchos de los doctores no creen en la medicina complementaria y alternativa. Sin embargo, poco a poco, se va descubriendo que la medicina alternativa tiene muchas más ventajas que la occidental. Ya no son mitos, la gente cada vez está yéndose más hacia lo natural, lo orgánico, lo homeopático, y el encapsulamiento de placenta entra en esta categoría.

Si usted le pregunta a su doctor, que estudió medicina occidental, qué opina sobre el consumo de placenta en la mujer ¿Sabes que contestaría? Que sólo los animales mamíferos se comen su placenta tras el parto. Y yo digo: ¿Acaso tú no eres un mamífero? "Sólo los animales hacen eso", recuerdo exactamente esta frase... jajajá!... te digo, porque yo ya pase por esto.

Debe ser aterrador para los médicos pensar en estos nuevos métodos para la mujer, más naturales y que promueven mejorar la salud con estrategias nutricionales que vuelven innecesarias las medicinas de prescripción (medicamentos). Toda esta filosofía centrada en la salud, interfiere con sus medicamentos altamente tóxicos. Pero, en realidad, ¿Nuestros doctores nos están ayudando?

Encuentro fascinante que cuando hablan del uso de medicamentos y hierbas en una misma persona, los médicos siempre concluyan en que son las hierbas las que interfieren con los medicamentos. ¿Te has dado cuenta que nunca es al revés? Es posible que sean los medicamentos los que interfieran con las hierbas, porque éstas, lo que hacen, es apoyar una función inmune saludable, ayudar a la desintoxicación del cuerpo y posibilitar un sistema nervioso saludable, con lucidez y alerta mental.

Al principio, no voy a mentir, mi doctor tradicional me puso en duda. Pero yo seguí informándome y tomé otras opiniones de gente que sabe sobre el tema.

Al final de cuentas, mandé encapsular mi placenta a las pocas horas de dar a luz. Vinieron por ella y se la llevaron a los laboratorios para limpiarla y hacer lo que tenían que hacer. Una vez lista, te las entregan en el hospital para que te las puedas llevar a casa. Las capsulas se toman diarias por un mes y se conservan en el refrigerador de tu casa. ¡No saben a nada! Es como cualquier otra pastilla. Yo me las tomaba al mismo tiempo que seguía tomando mis prenatales.

Estas cápsulas me ayudaron a bajar de peso, a producir más leche, y a prevenir la depresión del postparto. La placenta tiene más beneficios de los que uno tiene idea.

Después del parto, muchas madres experimentan pérdida de sangre, fatiga, estrés físico y emocional, falta de sueño, y

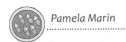

una rápida baja de hormonas del embarazo. Estos factores contribuyen a la depresión postparto (DPP).

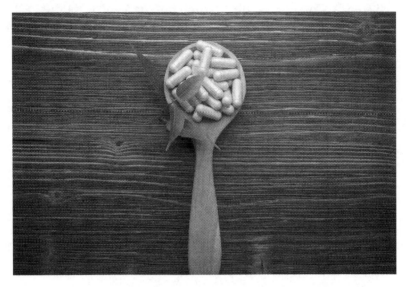

PLACENTA ENCAPSULADA

Las propiedades de la placenta encapsulada radican en que ésta mantiene sus niveles de hierro, proteína, prolactina, oxitocina, entre otros. Es una forma **natural** y saludable de favorecer tu recuperación postparto. Algunos beneficios asociados al consumo de placenta son: balancea tus hormonas, aumenta tu nivel de energía y tu ánimo, mejora tu producción de leche materna, y disminuye el riesgo de padecer de DPP. Y lo más importante es que la placenta encapsulada no produce efectos secundarios, solo debes consumir tu propia placenta.

La placenta se compone de hormonas beneficiosas, productos químicos, hierro y proteínas. Estas sustancias curativas incluyen:
- **El estrógeno, la progesterona, la testosterona:** Contribuyen al desarrollo de la glándula mamaria en la preparación para

la lactancia; estabilizan el estado de ánimo después del parto; regulan calambres uterinos después del nacimiento; disminuyen la depresión normalizando y estimulando.

- **La prolactina:** Promueve la lactancia; aumenta la producción de leche; mejora el instinto maternal.

- **Oxitocina:** Disminuye el dolor y aumenta la unión de madre e hijo; contrarresta la producción de hormonas del estrés como el cortisol; reduce en gran medida la hemorragia después del parto; mejora la lactancia reflejo de bajada.

- **Factor Placentario Estimulador Opioide (POEF):** Estimula la producción de opiáceos naturales del cuerpo, incluyendo las endorfinas; reduce el dolor; aumenta el bienestar.

- **Hormona estimulante de la tiroides:** Regula la glándula tiroides; aumenta la energía y es compatible con la recuperación de los acontecimientos estresantes.

- **Hormona liberadora de corticotropina (CRH):** Los bajos niveles de CRH están implicados en la depresión postparto. La regulación de CRH ayuda a prevenir la depresión.

- **Cortisona:** Reduce la inflamación y la hinchazón; promueve la curación.

- **Interferón:** Activa las defensas protectoras del sistema inmunológico para combatir las infecciones.

- **Prostaglandinas:** Regula las contracciones en el útero después del parto; ayuda a que el útero vuelva a su tamaño previo al embarazo. Tiene efectos antiinflamatorios.

- **Hierro:** Repone las reservas de hierro maternas para combatir la anemia, una condición común después del parto; aumenta la energía; disminuye la fatiga y la depresión.

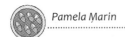

- **Hemoglobina:** oxígeno que transporta la molécula que proporciona impulsos de energía.

- **Inhibidor Uroquinasa Factor y Factor XIII:** detiene el sangrado y mejora la cicatrización de heridas.

- **Inmunoglobulina G (IgG):** moléculas de anticuerpos que apoyan al sistema inmunológico.

- **Lactógeno Placentario Humano (HPL):** Esta hormona tiene propiedades lactogénicas promotoras del crecimiento: promueve el crecimiento de la glándula mamaria en la preparación para la lactancia. También regula la glucosa materna, las proteínas y los niveles de grasa.

Muchas de las placentas descartadas luego del alumbramiento son entregadas a laboratorios farmacológicos donde les extraen las hormonas y proteínas de largas cadenas para usar en la elaboración de cremas antiarrugas, rimmel, shampoo y tratamientos dermocapilares.

En China, la medicina de placenta es usada por los hombres para aumentar el conteo de esperma. Y a la mujer que ha dado a luz, se le sirve en sopa o en capsulas para recuperar fuerzas tras el esfuerzo del parto.

El servicio de convertir la placenta en capsulas se encuentra disponible en todo Estados Unidos, Canadá, Holanda, Alemania, Inglaterra, Australia, Nueva Zelanda, América Latina, Puerto Rico y Costa Rica. Cada vez más mujeres están regresando a casa con su bebe y su placenta. Independientemente si decide la madre consumirla para su beneficio o entregarla a la tierra para nutrirla, con más fuerza se sostiene el paradigma de que la placenta es un producto orgánico con funciones y utilidades más allá de posibilitar la llegada de un ser al mundo.

Cada placenta es única y responde al código genético de cada mujer, por ello la fórmula de esta medicina es individual, fabricada a la medida de cada mujer en particular, por su propio organismo. Al reincorporar la placenta al cuerpo de la madre, se reintroduce lo que la placenta tomo de ella durante el embarazo.

Recuerda. Sólo hay un momento para recolectar tu placenta y es el momento del parto. Bien sea parto vaginal o cesárea, la placenta puede utilizarse. No existe otro producto que permita aliviar los principales problemas del postparto como la placenta.

¿Por qué y cómo encapsular la placenta?

Lo ideal es encapsular la placenta durante los 2-3 primeros días posteriores al parto. Si esto no es posible, se recomienda congelarla y encapsularla en los siguientes seis meses. Para encapsular la placenta se puede contratar a alguien (Doula o un sitio donde enseñan métodos para tener un parto natural) o hacerlo uno mismo en casa siguiendo este procedimiento:

* Lavar la placenta hasta limpiar el exceso de sangre.
* Cortar el cordón umbilical.
* Cocinar la placenta al vapor para que pierda los jugos: esto se puede hacer en una olla especial para este fin o colocando la placenta en un colador sobre una olla con agua a fuego bajo-medio y se sigue el proceso durante unos 20 minutos.

Algunos expertos recomiendan añadir mirra al agua, como se hace en la medicina tradicional china, y otros añaden jengibre rallado a l a placenta. Al terminar este proceso la placenta estará seca y será de un color marrón oscuro.

* Cortar la placenta en tiras y deshidratar a 40° durante unas 6 a 8 horas, o hasta que esté completamente seca. Este

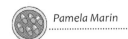

paso se puede llevar a cabo con un deshidratador o bien en el horno, usando en cualquiera de los dos casos papel vegetal bajo la placenta. Como los hornos caseros muchas veces no tienen temperaturas tan bajas, se puede colocar una cuchara de madera para mantener la puerta abierta y mantener la temperatura correcta.

* Triturar la placenta con un molinillo eléctrico o vaso triturador.

* Encapsular, para lo que se necesita un encapsulador y cápsulas vacías.

También se puede encapsular la placenta cruda: saltando el paso de cocinarla al vapor. Las enzimas se destruyen cuando se pasa de los 40° la temperatura, por lo que seguramente muchas de las hormonas también se reduzcan al cocinar la placenta. Para hacer estas cápsulas:

- Se limpia la placenta y se corta en tiras muy finas, o bien se tritura haciendo una especie de "batido de placenta".

- Se deshidrata a baja temperatura hasta que esté seca, lo que seguramente llevará bastante más tiempo que en las placentas que han pasado por el proceso de vapor.

- Después se tritura y encapsula.

El resultado es un medicamento diferente, con efectos muy potentes a nivel emocional. Muchas madres las llaman "pastillas de la felicidad" y aseguran que aportan muchísima energía y ayudan a mejorar el ánimo casi inmediatamente.

¿Cuantas cápsulas de placenta se obtienen?

Cada placenta es diferente y la cantidad de píldoras puede variar entre 90 y 150.

Dosificación: ¿Y cuantas cápsulas de placenta hay que tomar?

Los expertos recomiendan tomar 2 cápsulas de placenta tres veces al día durante las primeras dos semanas y después reducir hasta una o dos cápsulas diarias, según lo que necesite cada mujer y escuchando su cuerpo.

En el caso de las cápsulas de placenta cruda, la dosis es menor. Tomando una cápsula al levantarse y otra a medio día si se necesitara sería suficiente. No se recomienda tomar estas píldoras a partir de la tarde, pues son muy energéticas y pueden dificultar el sueño.

¿Puedo tomar las cápsulas de placenta siempre?

Las cápsulas de placenta no están recomendadas cuando la madre tiene un resfriado, gripe o infección, tampoco en caso de mastitis, es mejor esperar a que la afección haya pasado.

Si al consumirlas se dan síntomas como escalofríos, fiebre, estornudos o sudores, se debe frenar la ingesta hasta que estos pasen.

Reclamar tu placenta en el hospital.

Por lo que he estado investigando, no hay ninguna regulación sobre cómo debe tratarse la placenta en el hospital, y normalmente es desechada como el resto de residuos biológicos. Una madre me contó que le dieron la placenta de su primera hija pero no la de su segundo niño, que nació en un centro diferente. Seguramente si se plantea la cuestión al hospital quedarán bastante asombrados, pues no es algo común hoy en día, y cada centro se regirá por su protocolo interno. Si te quitan un quiste y te lo dan en un botecito, no veo razón para que no te den tu placenta si la solicitas. Yo recomendaría comunicar la intención de llevarse la placenta a casa

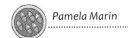

antes del parto, para poder hablar con la persona responsable en caso de que haya objeciones.

Recuerden siempre consultar con su médico antes de tomar una decisión por sí mismas. Yo personalmente no me animé a encapsular la placenta por mí misma (me dio mucho asco). Preferí pagar $200-$300 a una Doula o un sitio donde enseñan métodos para tener un parto natural (y que estén certificados).

CAPÍTULO 4

Cuidado del bebé: Guía de productos menos tóxicos.

Tienen el sello de la U.S.D.A. (Departamento de Agricultura de los Estados Unidos): son libres de colorantes artificiales, fragancias y preservativos químicos. Son productos hipoalergénicos (pañales sin fragancias. toallas húmedas sin fragancias, etc.)

Existen numerosos productos utilizados para la higiene del bebé, como jabones, shampoo, cremas, aceites, emulsiones, y talcos. La mayoría de estos son perfumados, lo que no es recomendable para el bebé.

Muchos somos conscientes del gran error que estamos cometiendo nosotros como padres (incluso mi propia familia) y algunos médicos, al creer que todos los productos para el cuidado del bebé son seguros y efectivos (especialmente productos comerciales).

El hecho de que se usen en la mayoría de los bebés o tengan fragancias deliciosas o colores agradables, no significa que sean seguros y recomendables. Las frases en los envases o en las propagandas como "Dermatológicamente probado", o "elaborados a base de productos naturales" o "con pH

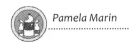

balanceado" no garantizan la seguridad del producto en sí mismo ni de sus ingredientes. Por esto, preferimos el uso de productos dermatológicos elaborados con sustancias hipoalergénicas conocidas, sin colorantes, sin fragancia y más naturales para la piel del bebé.

Algunos profesionales indican bañar a los bebés sólo con agua para no dañarles su delicada piel, si se daña puede generarle irritación o quitarle su hidratación y equilibrio natural. Yo pienso que siempre existirán controversias culturales en cuanto a este punto y otros temas relacionados con la higiene del bebé. Algunos consideran que el baño debería hacerse a diario hasta que el bebé cumpla los 6 meses de edad. Otros opinan que se deben bañar 2 veces por semana o cada 2 días manteniendo siempre limpias ciertas zonas como la cara y el área del pañal. Otros recomiendan el primer baño después de que haya caído el cordón y hacer lavado de cara y genitales con agua destilada y algodón.

"La piel de su bebé es su órgano más grande, y los muchos productos que se aplican en él son absorbidos por su pequeño cuerpo y llegan a su sangre."

Mientras que un sólo producto puede no ser motivo de preocupación, piensa en toda la loción, toallitas húmedas para bebés, champús, jabones de baño, aceites y otros productos que utilizas en tu bebé todos los días o varias veces a la semana!

Todas estas pequeñas exposiciones se suman y no se han presentado pruebas sobre el efecto combinado que esto puede tener en la salud de tu bebé.

Recomendaciones hechas por dermatólogos:

La mayoría de los dermatólogos y los pediatras recomiendan las lociones de Cetaphil. Esta marca de humectantes fue formulada para tratamientos en piel seca y sensible. Se ha recomendado para casos de eczema, tanto en adultos como en bebés.

Otra marca recomendada es Aveeno. Con harina de avena coloidal natural, la formula humectante de uso diario está diseñada para curar la delicada piel de los bebés. Se absorbe rápidamente y no contiene alcoholes que puedan secar la piel.

Aveeno formuló este humectante para la piel más delicada de los recién nacidos, pues es hipoalergénico y no contiene fragancias.

Protector solar Orgánico para bebes:

La elección de un protector solar orgánico para su bebé le asegurará que no esté poniendo ningún tipo de químicos dañinos en su piel.

La exposición al sol ¡Es saludable!

La luz solar es necesaria para mantenerse sano, ya que es la principal fuente de vitamina D. Su hijo necesita 10-15 minutos de exposición al sol tres veces a la semana sin protector solar para obtener la vitamina D que necesita. Después de los 15 minutos, necesitan protección contra los rayos solares para evitar las quemaduras.

Elija un protector solar orgánico que proteja contra los rayos UVA y UVB!

El protector solar más seguro y mejor para los bebés y niños pequeños sería idealmente uno que bloquee los rayos UVA y UVB. También debería ofrecer protección durante muchas horas y estar libre de ingredientes nocivos.

Pero como todos sabemos, esta fórmula "todavía" no existe. Así que vamos a echar un vistazo a los filtros solares más seguros para los niños disponibles en la actualidad.

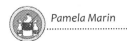

¿Cuál es la diferencia entre el bloqueador solar y protector solar?

El **bloqueador** solar, tiene propiedades físicas ya que forma una barrera protectora previniendo que los rayos UV entren en la piel. No hay necesidad de volver a aplicar y funciona al instante.

Bloqueadores solares con óxido de zinc y dióxido de titanio no son absorbidos por la piel. El dióxido de titanio es un agente protector solar que a menudo se utiliza para la producción de los productos solares hipoalergénicos.

El **protector** solar, utiliza ingredientes químicos para absorber los rayos UVA y UVB. Dejando algo de radiación en la piel en función de su factor de protección solar. (De acuerdo al número de protección que use.)

El protector solar no funciona de inmediato, por eso se debe aplicar por lo menos 15 a 30 minutos antes de que el bebé salga al sol.

¿Cómo elegir un protector solar para mí bebé?

Lea las etiquetas y evite los ingredientes que incluyen **PABA**, ácido aminobenzoico, dioxibenzona, benzofenona, oxybenzone, homosalato, octil-metoxicinamato (octinoxato), octocrylene, salicilatos, y parabenos que han demostrado en pruebas de laboratorio en ratas a ser irritantes, cancerígenos y/o perturbadores de hormona.

Pañales comerciales para bebés:

Otro de los factores importantes en el cuidado de la piel del bebé es la elección del pañal. Por lo general, la mayoría de la gente compra Huggies, Pull-Ups, Pampers, entre otros. La mayoría de estos pañales contienen químicos fuertes y fragancias que dañan la piel del bebé.

Ingredientes químicos que contienen: tinte, fragancia, plástico, tolueno, xileno, etilbenceno, dipenteno.

Pañales desechables:

Los pañales desechables se componen de un exterior de plástico, una capa súper-absorbente interna tratada con productos químicos, y un forro. El absorbente químico comúnmente utilizado es el poliacrilato de sodio, y puede desencadenar reacciones alérgicas. Los pañales desechables también pueden contener colorantes y dioxina (carcinógeno subproducto del proceso de blanqueo con cloro).

Un estudio realizado por Anderson Laboratories en 1999 y publicado en la revista Environmental Health, encontró que los pañales desechables liberan químicos fuertes, que incluyen tolueno, etilbenceno, xileno y dipenteno. Han demostrado tener efectos en la salud del bebé como el cáncer, daño cerebral, y que pueden provocar al bebé síntomas asociados con el asma y otros problemas respiratorios a largo plazo o de alto nivel.

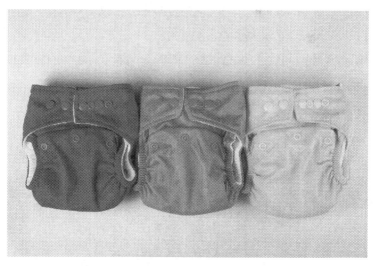

PAÑALES DE TELA

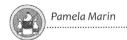

Pañales de tela

Pañales convencionales pueden verse y sentirse seguros para nuestros niños, ¿Pero lo son realmente? Lamentablemente, no podemos estar seguros, porque los fabricantes de pañales no tienen la obligación de revelar qué productos químicos se encuentran en sus productos. Y existen muy pocos estudios científicos sobre la materia.

Pañales de tela vs pañales desechables:

Pañales de tela: ¡duran y duran y duran y duran y duran!

Aparte que ahorrás dinero.

Los pañales de tela son más cómodos que los desechables.

Es como si un adulto usara ropa de plástico todo el día en lugar que de tela. Los **pañales orgánicos de tela son libres de químicos**, colorantes artificiales o fragancias.

Los **pañales de tela** ayudan a un bebe a ir al baño por si solo: porque él puede sentir inmediatamente cuando está húmedo e incómodo.

Pañales de tela son mejores para el planeta: son lo último en reciclaje, ya que se utilizan una y otra vez.

Pañales desechables: son desechables, sólo se pueden utilizar una vez.

Contienen productos químicos: el poli acrilato de sodio (un gel como sustancia) se utiliza en casi todos los pañales desechables para absorber la humedad. Puede pegarse a los genitales del bebé y puede causar reacciones alérgicas. Están hechos de plástico, petróleo y productos químicos, que pueden ser perjudiciales para su bebé

No cambiar pañales con frecuencia: los estudios han demostrado que en las guarderías cambian los pañales convencionales con menos frecuencia que los pañales de tela por su mayor absorbencia. Esta tendencia ha dado lugar a un aumento de la dermatitis del pañal, infecciones de la piel y las infecciones del tracto urinario,

Lavar los pañales de tela:

Lavar los pañales de tela es un proceso muy simple. A continuación usted aprenderá cómo lavar los pañales de tela para mantenerlos con un olor fresco y en excelentes condiciones.

- **Preparación para el uso de pañales:**

Los pañales de tela necesitan ser lavados y secados antes de que se utilicen por primera vez, para hacerlos más absorbentes. Algunas telas deben ser lavadas 5 veces o más. Mientras los pañales estén más lavados, ¡Mejor funcionan!

Procedimiento:

1. Lave toda la carga en frío con detergente (agua fría ayuda a quitar las manchas).
2. Lave toda la carga de nuevo en agua caliente y enjuague (desinfecta).
3. Enjuague por segunda vez (esto saca todo el detergente fuera)
4. Tintorería medio-alto (cuanto más se puedan secar sus pañales, más durarán)

Nota:

- Siga el lavado y cuidado de la guía del fabricante para asegurarse de no dañar sus pañales.

- No sobrecargue la lavadora, porque los pañales de tela necesitan espacio para circular / agitar bien.

- Utilice sólo una muy pequeña cantidad de detergente (1/4 de la cantidad recomendada. Detergente solo para bebés). Usar demasiado detergente puede causar mal olor a los pañales.

My organic baby utiliza pañales ecológicos y libres de químicos.

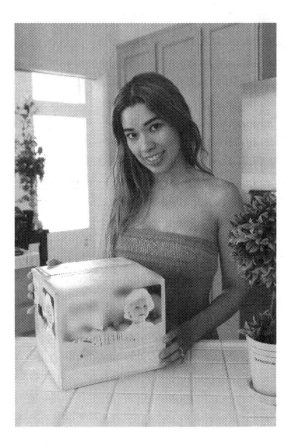

Desde que nació Oliver siempre he usado la línea de **Seventh-generation** http://www.seventhgeneration.com/ y **The Honest Co.** https://www.honest.com/ para su higiene. Seventh Generation y Honest Company están hechos principalmente con ingredientes naturales (en oposición a los sintéticos), utilizan un procesamiento mínimo, y están libres de cloro, de látex, fragancia, colorantes, y lociones.

Una vez más nos preguntamos como mamás por qué nadie nos informa de esto, por qué no hay un manual. Desgraciadamente no lo hay.

Yo personalmente, me concentro mucho en el cuidado de la piel del bebé. Todo empieza por una buena higiene con una buena loción sin fragancia.

Todos los productos que compro asociados en la limpieza de mi hijo, los compro en un mercado naturalista en E.E.U.U llamado "Whole Foods" En este tipo de mercado venden toda clase de pañales y cremas naturales, sin nada de fragancias.

También hay otras marcas como éstas que prometen cuidar la piel del bebé.

Ahora, si vives en México y no puedes tener acceso a productos estadounidenses o europeos, siempre está la opción de ordenarlos por Internet, o en México, hay una nueva línea llamada Biobaby, que son más de laboratorio que fabricados. Hay varias opciones, no hay que limitarnos.

Lo más importante que hay que recordar es **cuidar de tu bebé** cuando aún está en pañales. Va mucho más allá de sólo decidir en qué productos o estilo de vida inviertes tu dinero: debemos decidir entre la vida "fácil y cómoda" de lo desechable, o alternativas más naturales y saludables.

Remedios caseros para la dermatitis del pañal:

Hace cinco décadas, el pañal sucio de un bebé era cambiado tan pronto resultaba necesario. Ahora las nuevas generaciones y la la nueva creencia dicen: ... ¡No pasa nada!

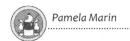
En realidad, siempre será mejor para la salud y la comodidad de un bebé realizar el cambio de inmediato.

En la actualidad cambiamos los pañales de nuestros bebés con menos frecuencia, y como resultado de ello, las generaciones más recientes y los bebés actuales padecen más rozaduras. Además, se les aplica talco con perfumes irritantes y aceites que supuestamente son para bebés, pero son elaborados con aceite mineral, ácido esteárico y más perfumes irritantes.

Para reducir fácil y rápidamente una rozadura de pañal, los remedios naturales caseros son en muchas ocasiones, mejores que los bálsamos. Los remedios caseros no son sólo seguros para la delicada piel del bebé, sino que también ofrecen un alivio más rápido y mejores resultados. Cuando su bebé sufre de dermatitis en la zona, es mejor que evite la utilización de cualquier jabón a la hora de bañarlo.

Siempre utiliza agua tibia durante el baño e intenta agregar un poco de avena. Después del baño es muy importante que le seques bien la parte inferior. También ayudará dejar al niño al menos una hora sin el pañal para que respire el área afectada y así acelerar el proceso de curación.

Remedios que podemos encontrar en nuestra cocina:

Bicarbonato de sodio (Baking Soda): puede calmar la rozadura. Añadir unas cucharadas en una tina de agua caliente y deje que su bebé se siente durante 10-15 minutos. Una vez que termine y saque al bebé de la bañera, dejarlo que se seque al aire libre el mayor tiempo posible antes de poner un poco de crema a tope y poner el pañal un poco suelto para que se ventile la zona.

Aceite de oliva: batir una cucharada de aceite de oliva con 5 gotas de agua hasta lograr una textura suave y cremosa. Aplique sobre la zona afectada y luego deje que se seque al aire libre el mayor tiempo posible antes de ponerle su pañal de vuelta.

Otros:

Leche Materna: no he utilizado este, pero a amigas que ya lo han intentado les ha funcionado (la leche materna contiene anticuerpos naturales). Ponga un poco de leche materna en seco, después limpie las pompis de su bebé y luego deje que se seque el mayor tiempo posible antes de ponerle su pañal.

Cuándo debemos CONSULTAR AL MEDICO:

Si la piel de su bebé no mejora después de unos días de tratamiento en el hogar, o si el bebé tiene fiebre, ampollas, pus o la erupción se extiende a otras partes del cuerpo, consulte con un médico. La dermatitis del pañal puede conducir a infecciones secundarias.

Toallitas húmedas para bebés:

La mayoría de las toallitas húmedas que venden en el mercado para bebés contienen ingredientes químicos como: poli sorbato 20, EDTA disódico, propilenglicol, butil carbamato de yodopropinilo y fragancias artificiales que no son buenas para la salud.

Hay que tener mucho cuidado a la hora de usar toallitas húmedas u otros productos de higiene. No siempre se puede confiar en palabras como **"orgánico"** y **"natural"** en las etiquetas.

De acuerdo con la asociación de consumidores orgánicos, cuando se trata de productos de cuidado personal, la palabra **"orgánico"** no es regulada como lo hacen con los alimentos, a menos que el producto esté certificado por el programa nacional orgánico de la USDA y lleve el sello orgánico de la USDA.

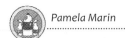
Toallitas orgánicas para bebé, hechas en casa:

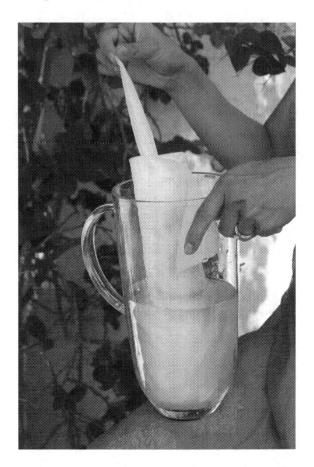

- Compre un rollo de toallas de papel orgánicas.
- Corte la toalla de papel por la mitad y extraiga el tubo de cartón.
- Pegue uno de los rollos en una bolsa de plástico (guardar la otra mitad para más tarde).
- Ponga una solución de **Homemade Natural Baby Wipe Solution** (o cualquier solución natural) sobre el rodillo dentro de la bolsa de plástico.

- Tire las toallitas desde el interior del rodillo y tire hacia arriba.
- Use toallitas al cambiar pañales y después simplemente tire por el inodoro.

Toallitas de tela para bebé:

Si usted ya está usando pañales de tela para su bebé, añadir toallitas de tela orgánica no será ningún trabajo adicional. Si usted decide utilizar toallitas de tela, necesitará 12-15 toallitas de tela (7"x7") de tela de franela de algodón orgánico y ¡Voila! Muchas tiendas de telas orgánicas ofrecen tela holgura (mix & match) donde se puede comprar barata.

Una vez que tenga las toallitas de tela hechas en casa, usted necesitará una solución de limpieza natural para limpiar la zona.

Hacerlas en casa:

Es muy simple, solo necesitarás incluir un poco de jabón para limpieza, un aceite para nutrir, aceites esenciales y un conservante natural.

El término "aceite esencial" se usa para nombrar a los productos químicos que forman las esencias aromáticas de un gran número de vegetales. También se aplica a las sustancias sintéticas similares, preparadas a partir del alquitrán de hulla, y a las sustancias semi sintéticas preparadas a partir de los aceites naturales esenciales.

Antes de darte la receta (la encontrarás en la próxima página), vamos a ver qué aceites esenciales funcionan bien con la solución que vas hacer en casa.

Aceites esenciales para el bebé:

Hay mucha información contradictoria sobre los aceites esenciales que son seguros para su uso con los bebés y los niños.

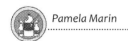

Sin embargo, dos de los aceites con los que la mayoría de las fuentes coincide (diluyéndolos, por supuesto) son la lavanda y la manzanilla.

Manzanilla: es ideal para la piel sensible del bebé. Se favorece la regeneración de la piel y tiene propiedades anti-inflamatorias para ayudar a aliviar erupciones.

Lavanda: Generalmente considerada como la esencia terapéutica más versátil, la lavanda es suave y relajante para los bebés. No sólo es beneficioso para las erupciones y la piel irritada, sino también tiene propiedades antisépticas.

Ahora bien, le dejo mi receta:

Solución para limpiar el pañal:

Ingredientes:

- 1 cucharada de almendras, semillas de uva o aceite de oliva.
- 1 cucharada de jabón de castilla líquido.
- 1 taza de agua destilada o filtrada.
- 2 gotas de aceite esencial de manzanilla (romano)
- 3 gotas de aceite esencial de lavanda.
- 1/4 cucharadita de aceite de vitamina E, como un conservante natural.

Instrucciones:

Combine todos los ingredientes, agregando agua primero para evitar la creación de burbujas. Luego:

- Añadir la solución a una botella de spray. Agite bien antes de cada uso. Rocíe solución sobre toallitas de tela antes de usar. También puede rociar directamente sobre el área del pañal de su hijo, luego limpie con un trapo seco hecho en casa.

Jabones para el cuerpo del bebé:

Algunos jabones y productos de baño "orgánicos" podrían contener sólo un porcentaje de un digito de ingredientes orgánicos. La mejor manera de asegurarse de no exponerse a sustancias peligrosas es haciendo sus propios productos de cuidado personal, utilizando ingredientes naturales y baratos que posiblemente ya tenga en su hogar.

Cuando compre productos, busque el sello de la USDA que certifica que el producto es orgánico. En nuestra búsqueda de la salud, de todas las opciones de jabones y productos para baño naturales, hay que ver estos puntos importantes:

- Certificados como orgánicos o sellados por la USDA.
- Completamente libres de tóxicos, hecho en los Estados Unidos con aceites y estratos orgánicos.
- Libres de colorantes artificiales, fragancias y preservativos químicos. Fabricado con aromas naturales y orgánicos.
- Y lo más importante, hechos sin productos basados en animales o experimentados en animales.

El jabón que personalmente recomiendo es el jabón artesanal, como el de antes. Toma un mes para que esté listo y es uno de los jabones más finos de Estados Unidos, que viene de nueva Inglaterra: Shea Butter Bar Soap.

El tradicional método de más de 300 años de antigüedad de fabricación de jabones, proveniente de la Antigua Grecia, en la isla de Lesbos, es famoso por hacer jabones artesanales "dignos de un rey."

Otro de mis favoritos es el jabón de castilla. La razón por la que uso el **jabón de castilla** es porque es multi-funcional: puede utilizarse para muchas cosas diferentes, es una forma más de

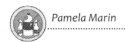
ayudar a simplificar los productos de cuidado personal y limpieza de rutina ecológica. Entonces:

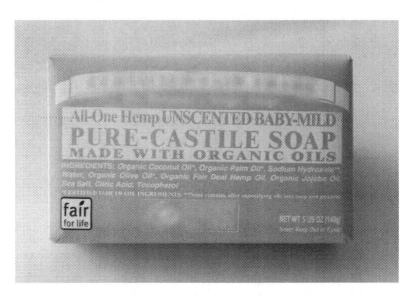

¿Qué es el jabón de castilla y dónde puede conseguirlo?

El jabón de castilla está hecho de aceite vegetal, principalmente de aceite de oliva. A diferencia de la mayoría de los jabones comerciales, es un producto totalmente natural que no incluye sustancias grasas o de animales ni sintéticas. El jabón de castilla está disponible en varias marcas y perfumes (usando coco, jojoba, palma y otros aceites, además del aceite de oliva.)

Los múltiples usos de Jabón de Castilla:

Es excelente para la piel del bebe, la deja suave y limpia.

Para afeitarse. Me gusta mucho el afeitado con este jabón.

Lavado de la lana. ¡Funciona muy bien!

Como detergente para lavar platos. He leído que algunas personas usan un chorrito de jabón de castilla para lavar los platos.

Mi receta:. 1 taza de jabón de castilla, 1/2 taza de agua y 1 cucharadita de jugo de limón para cortar la grasa. Puedes poner esto en una botella de líquido lavavajillas viejo y agitarlo antes de arrojar a chorros en el agua de lavado. Yo, puse la mía en una botella con atomizador y roció mis platos con ella y luego los friego. Funciona muy bien así, y la botella de spray ayuda a que dure más tiempo.

En preparados insecticidas orgánicos caseros, el jabón de castilla actúa como insecticida junto con otros ingredientes.

Realmente el jabón de castilla ¡Tiene muchísimos usos!, puede ser un poco más caro que el jabón normal o gel de baño, pero como está tan concentrado, una botella dura mucho tiempo.

Detergentes para lavar ropa del bebé:

Finalmente, ahora que hemos repasado la higiene del bebé, desde lociones sin fragancias, panales sin fragancias, y toallas húmedas sin fragancias, e hipoalergénicos; hablaremos de la importancia de cómo lavamos la ropa de nuestros bebés.

Por lo general, la mayoría de la gente lava toda la ropa mixta.

Es recomendable y saludable lavar la ropa del bebé por separado y con un jabón especial para lavar ropa de bebé. Hay que procurar no usar los dichosos productos que la abuela o mama usan, como Ariel, Tide, Suavitel, entre otros productos con químicos y olores muy fuertes. Recuerden: la ropa de bebé no debe oler a esos detergentes, porque es lo que el bebé está respirando y absorbiendo al mismo tiempo.

Sin embargo, muchos padres opinan que los detergentes para bebés no lavan bien. Otros no quieren gastar dinero en comprar un producto especial solo para el bebé, a no ser que sea necesario. Si decides usar detergente normal, escoge uno líquido. Estos detergentes se enjuagan con más facilidad, sobre todo si el agua

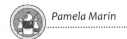
de tu casa es "dura". Los polvos tienen más tendencia a dejar escamas en la tela y esto puede irritar la piel de tu bebé.

Si le preocupa que su piel sea demasiado sensible para el detergente normal, haz una prueba lavando una o dos prendas de tu bebé junto con la ropa del resto de la familia. Si al usar estas prendas su piel parece irritada (sobre todo si aparecen áreas enrojecidas) o si parece incomodo o con comezón, prueba un detergente sin fragancias ni tintes.

En mi caso, ahora estoy atravesando por este problema con Oliver. Oliver es de piel extremadamente sensible, y yo estaba cometiendo el error de lavar su ropita con la mía y la de mi esposo. Al principio, lavaba su ropita sola con su jabón especial, pero luego la desidia me ganó y dije ¡NO! estoy gastando mucha agua, mucho tiempo, y es más labor para mí. Pero ahora estoy pagando las consecuencias de la desidia por floja. Ahora mi hijo tiene la piel sumamente roja, y al principio decía: "Ha de ser la leche o la comida, o tal vez la cobija..." y no, al parecer no era nada de eso.

Empecé a investigar y descubrí que la razón porque le empezó a dar eczema a Oliver es porque estaba lavando su ropita mezclada con la de la familia (recuerden papas, no en todos los casos ésta es la razón del eczema, pero puede que a usted también le esté pasando). Ahora estoy tan feliz de haber encontrado una solución al problema de mi hijo y a sus comezones en sus cachetitos..

Yo utilizo el detergente libre de fragancia, que es la misma línea para fórmulas de leche. En E.E.U.U lo pueden encontrar en Baby R. US, Walmart y Target.

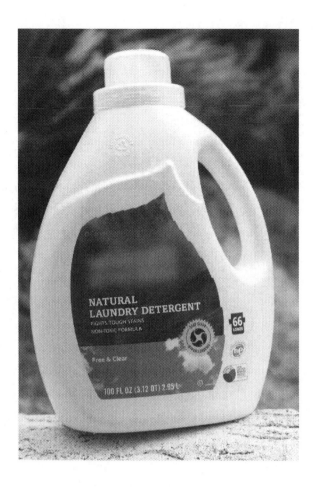

Seventh Generation es otra opción:Libre de colorantes y fragancias, éste detergente para la ropa del bebé cuenta con agentes derivados de plantas de limpieza, dispersante del suelo y enzimas no derivadas de animales, así como selectos ingredientes activos. No tóxico y biodegradable, es hipoalergénico, libre de fosfatos y blanqueadores ópticos, no probado en animales.

CAPÍTULO 5

Cuidado de la mujer: Guía de productos menos tóxicos

Como mujeres, nos encanta siempre todo lo que tenga que ver con la belleza, sin impórtanos qué contienen ciertos productos. Muchas veces, hasta sacrificamos nuestra salud por vernos bien. Pero ¿Sabías que las mujeres utilizamos alrededor de 12 productos para el cuidado personal en un día? Y éstos puedan estar expuestos a un máximo de 175 productos químicos e ingredientes tóxicos como los ftalatos, formaldehído, petróleo, parabenos, benceno y plomo. Se han vinculado a irritaciones de la piel, cáncer de mama, problemas hormonales, endometriosis, trastornos reproductivos, defectos congénitos y deficiencias en el desarrollo del bebé.

La mayoría de nosotros simplemente asumimos que si un producto está en el mercado, es porque se ha probado que es seguro. Sin embargo, sólo 15.000 de los 300.000 productos disponibles en el mercado han sido probados, y en su mayoría no por la FDA.

¿Por qué sin perfume?

Debido a que la fragancia en la mayoría de los productos para el cuidado personal y de limpieza comercial no está hecha de

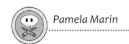

flores. Se hace de los productos petroquímicos, muchos de los cuales son carcinógenos.

¿Conoces los riesgos asociados con los productos convencionales para el cuidado personal?

- **Petróleo:** productos a base de aceites minerales que bloquean la acción de los aceites naturales del cuerpo, así como los aceites esenciales en los productos, dificultan la curación y la autorregulación de la humedad de la piel.
- Las **fragancias sintéticas** son menos costosos y más comunes en los cosméticos convencionales, y son responsables de la mayor parte de las reacciones de la piel que se producen a partir del uso de cosméticos.
- Los **parabenos** son conservantes que se encuentran en muchos productos farmacéuticos, alimentos, y productos cosméticos.
- **Plomo:** Según la Campaña por Cosméticos Seguros, se puede encontrar en más de la mitad de las 33 barras de labios de primeras marcas. El plomo es una neurotoxina potente, y de acuerdo con Mark Mitchell, MD, MPH, director de la Coalición de Connecticut para la Justicia Ambiental "Los últimos estudios muestran que no hay un nivel seguro de exposición al plomo. El plomo se acumula en el cuerpo con el tiempo y el plomo contenido en pintalabios aplicados varias veces al día, todos los días, puede elevar su presencia a niveles de exposición significativos". Dado que la mujer promedio ingiere más de cuatro libras de lápiz de labios en el transcurso de su vida, es el momento de sacar el plomo de lápices labiales.

- **Los ftalatos:** El esmalte de uñas puede contener ftalatos que pueden actuar como disruptores hormonales y podría afectar la fertilidad.

- **Propilenglicol:** Los jabones pueden contener glicol de propileno que puede dañar el sistema nervioso central.

Los siguientes productos son naturales para la piel o el cuidado del cabello:

El óxido de zinc y Formulación: El óxido de zinc es un mineral pigmentado, de fuente natural, se extrae de una cantera y se refina hasta obtener un polvo blanco esponjoso. Se encuentra por lo general en cosméticos como agente blanqueador y también se encuentra dentro de los protectores solares, debido a su impresionante capacidad para bloquear la luz UV. El óxido de zinc tiene un enorme índice de refracción (capacidad para doblar la luz) ¡Y viene en virtud de la capacidad de refracción de los diamantes! Es por esto que es la primera opción para los protectores solares de gran alcance.

Cerveza: Puede ser usada como, **Voluminizador de cabello:** Mojar el cabello con un poco de cerveza le dará más rebote y el volumen. La cerveza es rica en nutrientes como el potasio y la niacina, y contiene algo de proteínas. **Protector del color del pelo:** La cerveza también es buena para prolongar el color en el cabello teñido y aumentar el brillo. Para utilizarla, caliente un poco de cerveza, empape el pelo en ella y enjuague con agua fría para fijar el brillo y soltura. Para un cabello aún más saludable, se puede mezclar un poco de huevo crudo a la cerveza. **Suavizante de la piel:** Para una piel más suave, sumergirse en un poco de cerveza: un baño caliente con seis latas de cerveza es todo lo necesario. Cerveza más oscura funciona mejor para un baño de cerveza que

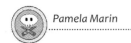

las variedades rubias. Sin embargo, tenga en cuenta que si usted sale inmediatamente después de un baño de este tipo, el olor atraerá insectos.

Aceite de coco (orgánico, virgen): uno de mis favoritos en las cremas hidratantes de la piel, junto a yema de huevo, leche, yogurt, aceite de cártamo (para la hidratación de luz), aceite de oliva (para la piel seca o el pelo), avena, y aceite de jojoba.

Té verde: es valorado como un inversor de las arrugas, la inhibición de la inflamación y el daño solar. Un artículo publicado en la revista *Archives of Dermatology* dice que el té verde puede evitar el cáncer de piel y los signos de envejecimiento.

Consejo: Después de hacer una taza de té, guardar las bolsitas de té en un recipiente de vidrio cerrado en el refrigerador y utilízalos como cojines de limpieza para tu cara a la mañana siguiente. Son perfectos para la exfoliación de la piel y el té verde tiene propiedades antiinflamatorias.

Vitamina C: preparaciones tópicas pueden entregar dosis aún mayores de la vitamina. Estimula la producción de colágeno (el tejido conectivo que mantiene la piel firme y tersa). Las lociones y sueros enriquecidos con vitamina C también pueden reparar y minimizar las líneas finas y las arrugas causadas por la exposición al sol y el envejecimiento y proteger la piel contra los contaminantes oxidantes del medio ambiente y otros radicales libres.

Consejo: Para un tratamiento en el hogar usando la vitamina C, recomiendo frotar una rodaja de naranja natural haciendo movimientos circulares sobre la cara antes de irse a dormir, tres noches a la semana. "La vitamina C en la naranja le ayudará con la renovación celular, es exfoliante natural, ayuda a desvanecer cicatrices, y a atenuar la híper pigmentación".

TIP para el cuidado personal: preparaciones cosméticas simples con huevos, aceites orgánicos (muy importante: prensados en frío), arcilla, vinagre y hierbas, mantienen su pelo brillante y una piel suave.

Aceites del portador: los aceites del portador, también conocidos como aceites base o aceites vegetales, se utilizan para diluir los aceites esenciales, CO_2s absolutos antes de aplicar a la piel. Ellos "llevan" el aceite esencial sobre la piel. Diferentes aceites portadores ofrecen diferentes propiedades y de la elección del aceite del portador pueden depender de los beneficios terapéuticos que se logren. Aquí hay una lista de los aceites del portador de uso común:

Arnica: se utiliza para aliviar el dolor y la inflamación después de una lesión o cirugía.

Almendras dulces: es un aceite excelente, ya que su textura es suave y ligera, combina muy bien con cualquier aceite esencial y es apto para todo tipo de piel, en especial las delicadas.

Es una fuente extraordinaria de vitaminas y minerales y está indicado para pieles con dermatitis, o quemaduras ya que es muy hidratante y delicado.

Aceite puro de Coco: es muy utilizado en cosmética y aromaterapia, ya que combina genial con otros tantos aceites esenciales vegetales. Tiene muy buenas propiedades tonificantes y también protege y suaviza tanto la piel como el cabello. También es un excelente aceite de masaje.

A temperatura fresca, el aceite de coco se solidifica, pero se fundirá con un poco de calor, por ejemplo el calor producido al frotarlo en las manos.

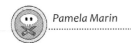
No es recomendado para pieles o cabellos grasos, pero irá genial en pieles o cabellos secos.

Lista de productos tóxicos y alternativas caseras:
Desodorantes:

Tenga en cuenta que los desodorantes o antitranspirantes que contienen cualquier tipo de aluminio son muy peligrosos y son la principal causa del cáncer (generalmente del cáncer de mamá). La transpiración es una de las formas por las que el cuerpo expulsa las toxinas y es mejor no inhibir eso. Hacer un desodorante en casa te garantiza que será natural, y ofrece los mismos beneficios que los desodorantes de la tienda, sin sus químicos.

Para mejorar el mal olor de las axilas, debemos cambiar nuestra dieta:

Los desodorantes a veces no son suficiente. Por eso es que también se comercializan los antitranspirantes, se venden productos que cambian el PH y hasta existe una industria de productos y medicamentos que te ayudan a dejar de sudar.

No es que estemos oliendo todo, o que los desodorantes del pasado fueran ineficientes, sino que nuestra dieta es cada vez más ácida, llena de aditivos y carente de nutrientes, por lo que nuestro organismo se empeña más y más en eliminar sus toxinas.

Para ayudar a mejorar el mal olor, debemos cambiar nuestra dieta hacia una menos ácida, hacer ejercicio y reducir el estrés. Estos consejos, naturalmente, no sólo mejoraran nuestro aroma personal, sino que además darán múltiples beneficios a nuestra salud.

Alternativas de desodorantes naturales:

Evita el talco: es muy peligroso para la salud. Es altamente tóxico para los pulmones y para los órganos femeninos, y ha sido vinculado con cánceres.

La piedra de alumbre: es el desodorante natural por excelencia. Volcánico, no sólo combate el mal olor, también tiene propiedades cicatrizantes y bactericidas. Tradicionalmente se extrae de Siria, pero hay minas con esta sal mineral en varias partes del mundo. Otra de sus ventajas es que es realmente duradero.

La savia de aloe vera: es un desodorante natural, muy eficaz, que puede ser utilizado en todo el cuerpo. Esta planta se adapta a varios climas por lo que es posible sembrarla en el jardín. También es un remedio para heridas menores, quemaduras y hasta se le ha utilizado en tratamiento de cáncer de piel. También ofrece beneficios al sistema digestivo cuando se ingiere.

El bicarbonato: es excelente para neutralizar olores, incluso mejor que los desodorantes comerciales. Además, es mucho más barato. Su único inconveniente son las manchas blancas que puede dejar en ropa oscura, pero al ser tan efectivo, simplemente debes tener cuidado de aplicar poco.

Si lo que quieres, además de neutralizar olor, es agregar una fragancia, puedes fabricar tu desodorante con aceites esenciales:

Puedes usar aceite de almendras como base, que es suave y permite que permanezcan los aromas que elijas. Los aceites esenciales tienen diferentes cualidades. Puedes probar lavanda para relajarte o romero para activarte. Recuerda no usar más de ocho gotas de aceites esenciales por litro de aceite base, porque al ser tan concentrados pueden producir una reacción alérgica.

El aceite de árbol de té: es otro producto que puede ser muy benéfico en tu alternativa como desodorante. Es fungicida,

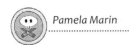
antiséptico y antibiótico, por lo que eliminará las bacterias responsables del mal olor. Además, ayuda a tratar infecciones e irritación de la piel.

No quiero hacer mi desodorante en casa, ¡Prefiero comprarlo!

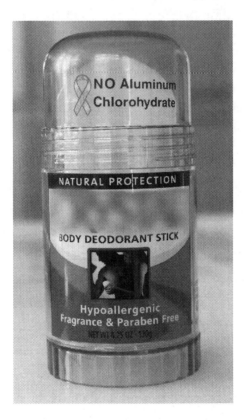

A muchas de nosotras con tantas tareas en casa, con los niños, y con el trabajo, se nos dificulta hacer nuestros propios remedios o productos caseros. Entonces, yo te sugiero que dejes de usar el desodorante que estas usando y uses un desodorante que aporte mejores ingredientes y que sea más natural que los desodorantes comercializados. Te recomiendo que uses "Crystal" barra desodorante corporal ("Crystal" body deodorant stick). Disponible en farmacias Walgreens, y también Trader Joe. Este producto es eficaz, de bajo costo en relación a su durabilidad, es seguro (sin clorhidrato de aluminio o fragancia)

Tónico Facial:

El tónico facial es uno de los elementos esenciales dentro de los productos de cuidado de la piel de un adulto. Hay muchos tipos de tónicos disponibles en el mercado en estos días. Una persona debe seleccionar el tónico facial que es adecuado para su tipo de piel. Algunas personas tienen la piel grasa, algunos tienen la piel seca y algunos tienen la piel normal. Para cada tipo hay tónicos distintos.

La mayoría de estos tipos de tónicos comerciales contienen una lista de ingredientes entre ellos se encuentran:

Astringentes: el alcohol isopropílico se encuentra entre los ingredientes que figuran en muchos medicamentos de venta libre. La mayoría de los tónicos contienen alcohol para eliminar los residuos de jabón y las bacterias, y proporcionan una sensación de hormigueo o sensación de enfriamiento cuando el alcohol se evapora. Fórmulas sin alcohol hacen uso de astringentes naturales como el aceite de árbol del té.

Hidratantes y calmantes: sirven para suavizar y rehidratar. El aloe vera, la vitamina E y la manzanilla hacen todo el trabajo para aliviar la piel y proporcionar una pequeña cantidad de humedad en el proceso, de acuerdo con "La Biblia completa de belleza", si bien los ingredientes nutritivos e hidratantes en los tónicos faciales no están destinados a sustituir a los de una crema hidratante por separado, pueden aliviar algunos de los efectos de limpiadores faciales severos, sobre todo en personas con piel sensible o propensos al acné.

Conservantes y emulsionantes: conservantes, tales como parabenos, ácido cítrico y sorbato de potasio, impiden que los

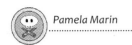
microorganismos crezcan en el tónico facial y se eche a perder la fórmula. Los emulsionantes están presentes para evitar que la grasa y los ingredientes a base de agua se separen. El poli sorbato 20 y el aceite de ricino hidrogenado trabajan como emulsionantes y se encuentran en muchos tónicos.

Aceites Esenciales (ver listado en el apartado):

Los aceites esenciales pueden incluirse en tónicos faciales por sus beneficios terapéuticos pretendidos o para proporcionar fragancia. El aceite esencial de lavanda tiene una fragancia floral que muchos encuentran relajante. También es un ingrediente antimicrobiano reputado. Extractos de manzanilla y caléndula calman la piel y proporcionan efectos leves de aligeramiento, como se señala en "El compañero de hierbas", dos cualidades que resultan beneficiosos para el acné y puntos negros enfermos. Los tónicos normalmente no incluyen los aceites esenciales de romero o salvia, ya que pueden oscurecer las áreas manchadas de la piel. Las fragancias artificiales también pueden estar presentes entre los ingredientes de un tónico facial.

Cómo hacer tu propio tónico facial:
Tónico de vinagre de manzana:
Ingredientes:
1-3 cucharaditas de vinagre de sidra de manzana
1/4 taza de agua
Procedimiento (muy fácil):
Mezclar y guardar en un recipiente de vidrio.

Utilice un cartucho de tónico inmediatamente después de lavarse la cara, antes de aplicar la crema hidratante. Este tónico ACV es a la vez el equilibrio de limpieza, hidratación y es refrescante, por lo que funciona para cualquier tipo de piel. Una vez que haya mezclado su tónico, toma un trozo de algodón, mójelo, y limpie toda la cara con él. Espere unos segundos para que se absorba y luego aplique la crema hidratante habitual. Sí, va a oler a vinagre. Pero no pasa nada. Hágalo por la noche, el olor desaparecerá (confía en mí). Esto enviará el acné y el exceso de grasa al espacio y realmente otra vez volverá a tener su piel limpia.

Otra receta casera:

Mezclar té, de manzanilla o de ginseng verde (hecho con agua mineral o agua destilada), con aceite de lavanda o limón. El té verde es rico en antioxidantes que combaten los radicales libres que dañan y envejecen la piel, y disminuye las líneas finas. El de lavanda es un buen aceite y el aceite de limón es un buen rejuvenecedor. Añadir cristales de vitamina C como conservante y antioxidante. MSM (metano sulfonil metílico) es una fuente vegetal natural de azufre orgánico bueno para la piel. Añadir cristales HSH a su tónico, o comer alimentos con alto contenido de azufre tales como col rizada o berros. Utilizar una cápsula vegetal de vitamina A, E, o aceite de germen de trigo y aplícala directamente sobre la piel; añadir aceite de coco, de almendras o de albaricoque. La vitamina A es un potente antioxidante y la vitamina E se dice que hace más lento el proceso de envejecimiento. El aceite de almendra suaviza y lubrica la piel. El aceite de albaricoque protege y suaviza la piel. Y el aceite de germen de trigo promueve la elasticidad de la piel.

Máscara facial:

Siempre nos preguntamos si en verdad es mejor hacer nuestra propia mascarilla en casa como nos enseñó la abuela o comprarla. Para mí, las mascarillas caseras son realmente muy buenas para la piel. Me parece que la avena especialmente es muy buena.

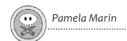
Sólo se recomienda hacerlo una o dos veces por semana, porque al final, al igual que todas las cosas, su piel se acostumbrará a ella y se convertirá en ineficaz. Las mascarillas naturales son mejores por muchas razones. Una de ellas, es que contienen cero ingredientes químicos y cada ingrediente es diferente y tiene un propósito especial. Los comprados en la tienda son más caros, tienen muchos productos químicos nocivos, y también tienen muchos ingredientes inútiles.

Las máscaras faciales no son difíciles de hacer. No te va a llevar más de una hora, cada mañana como tu rutina hazlo antes de irte a trabajar o empezar tu día.

Hacerlas es barato. Usted no necesita a gastar fortunas con el fin de parecer bella. A diferencia de las mascarillas que venden en la tienda que son muy caras, especialmente las que son de marca. Todo lo que necesitas son frutas frescas, avena y miel para hacer tu mascarilla ¡Perfecta!

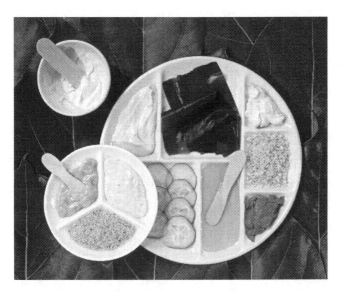

Aquí le dejo algunas recetas:

Mascarilla para la suavidad de la cara:

Para esta mascarilla natural necesitas una cucharada de yogurt natural, una cucharadita de miel y unas 10 o 12 gotas de limón.

Bate todos los ingredientes hasta lograr una pasta homogénea. Aplicas en el rostro durante 30 minutos, enjuaga y ya verás qué suave te quedará la cara.

Mascarilla para Piel Grasa:

De pepino y manzana:

Esta mascarilla se utiliza para pieles grasas. Para la mezcla necesitas media manzana roja, medio pepino (ensalada), una clara de huevo y un chorrito de limón. Todo esto batido y frío en la nevera se aplica en la cara y el cuello y se deja actuar durante 20 minutos para luego retirar con agua tibia.

Mascarilla para aclarar la piel:

De almendras para una piel sana:

Para esta mascarilla necesitas comprar almendras crudas y sin tostar. Pon las almendras en un mortero y redúcelas a polvo, mézclalo con una cucharadita de yogurt natural y aplícatelo en el rostro durante tres minutos. Retira con agua tibia y aplícate tu crema habitual.

De limón y avena:

El limón es el ingrediente natural muy potente para aclarar la piel. Si notas que tu piel luce sin brillo y poco saludable, no dudes en probar esta mascarilla casera. Para elaborarla, necesitas trozar en cuadraditos las cáscaras de un limón fresco en un recipiente, añade el zumo de medio limón y dos cucharadas de avena. Aplica el preparado sobre el área de piel que deseas aclarar dejándola actuar por 15 minutos. Es recomendable aplicar la mascarilla por la noche, pues el sol podría ocasionar la aparición de algunas manchas.

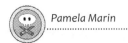

Mascarillas para piel mixta:

De limón y aguacate:

Aplastar la pulpa de un aguacate y combinarla con la clara de un huevo a punto de nieve. Mezclar hasta lograr una masa consistente y luego, agregar una cucharada de zumo de limón. Esta mascarilla permite eliminar la grasa del rostro.

De albaricoque:

Colocar en una batidora un albaricoque mediano maduro y batir hasta obtener una masa consistente. Aplicar directamente sobre el rostro durante 20 minutos. Pasado ese tiempo, aclarar con agua tibia.

De miel:

Preparar la miel al baño María añadiendo, antes de aplicarla sobre la cara, un poco de agua caliente. Extender sobre la cara mediante masajes circulares.

De caléndula:

Colocar 7 grs. de cera de abejas, 5 grs. de manteca de cacao y 5 grs. de lanolina en un recipiente a baño maría. Una vez derretido, agregar 30 grs. de aceite de caléndula. Retirar del fuego y añadir 20 grs. de infusión de flor de caléndula (elaborada aparte). Dejar refrescar y aplicar sobre el rostro por 15 minutos. Retirar con agua tibia.

Mascarilla para piel normal:

De harina de arroz y miel:

Mezclar 50 grs. de harina de arroz integral y 25 grs. de miel líquida hasta formar una pasta. Luego, batir 1 clara de huevo y adicionar a la preparación. Aplicar sobre el rostro y dejar puesta la mascarilla por 15 minutos. Retirar con agua tibia.

De plátano (banana):

Preparar un puré con un plátano y extenderlo sobre el rostro con la punta de los dedos. Dejar actuar unos minutos y retirar con agua fría.

De papaya:

Hacer un puré de papaya y una mezcla suave con su pulpa. Aplicar en cara y cuello. No dejar más de 5 minutos. Enjuagar con agua tibia.

Mascarillas para cutis deshidratado, envejecido y manchado:
De melocotón para piel envejecida:

Colocar en una batidora un melocotón mediano maduro y batir hasta obtener una masa consistente. Luego, mezclar con la yema de un huevo y aplicar directamente sobre el rostro durante 20 minutos. Pasado ese tiempo, aclarar con agua tibia.

De uvas y cerezas:

Aplastar con un tenedor cinco uvas verdes y cinco cerezas hasta lograr una masa consistente. Mezclar con 3 cucharadas de avena y 3 cucharadas de leche entera. Aplicar sobre el rostro y retirar después de 15 minutos. Esta mascarilla combate las arrugas provocadas por la gesticulación.

De frambuesas:

Elaborar una mascarilla con 25 grs. de frambuesas majadas, una cucharada de yogurt natural y otra de harina de cebada. Mezclar y aplicar sobre el rostro durante diez minutos. Retirar con agua fresca.

De germen de trigo:

Añadir cuatro cucharadas de germen de trigo en una decocción de zanahorias. Extender ésta sobre la cara bien limpia durante

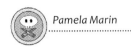

aproximadamente veinte minutos. Esta mascarilla proporcionará elasticidad a la piel.

De miel y oliva:

Mezcla partes iguales de miel de abejas, suero fisiológico y aceite de oliva. Con la cara recién lavada, aplicar la mascarilla durante 20 minutos. Retirar con abundante agua tibia. Por último, aclarar en frío para fortalecer los músculos del rostro.

De yogurt y almendras:

Mezclar 1 yogurt natural y 1 puñado de almendras molidas. Aplicar sobre el rostro. Dejar actuar 20 minutos. Retirar con agua fresca

Mascarilla frutal para piel manchada e irritada:

Lavar y picar 2 manzanas y 2 zanahorias y licuar junto con una rebanada de melón y un poco de agua. Agregar un puñado de copos de avena. Remover durante un minuto y aplicar inmediatamente sobre el rostro. Dejar actuar por 20 minutos y enjuagar con agua templada.

Shampoo / Acondicionador:

Lauril Sulfato de Sodio en mi shampoo ¿Es tóxico o peligroso?

Tómese un minuto para ir por su shampoo, jabón de manos, detergente, pasta de dientes, crema de afeitar, enjuague bucal, y tal vez algún limpiador industrial. Voltee todos estos productos y lea la lista de ingredientes en la parte posterior. Es probable que todos ellos tengan algo en común: lauril sulfato de sodio (SLS), también conocido como dodecil sulfato de sodio (SDS), o sulfato de sodio-coco, que es casi el mismo producto químico, sólo un poco menos procesado industrialmente.

Es posible que ya haya oído hablar de ellos, y si usted pone el término "lauril sulfato de sodio" en el buscador de Internet, le mostrará una lista de advertencias, con palabras como toxinas, sustancias cancerígenas, y otros males.

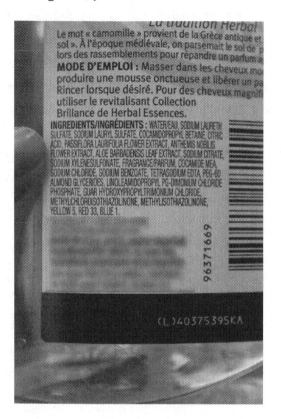

El Lauril Sulfato de Sodio ¿Es peligroso?

En términos de causar problemas de salud, no es peligroso. Lauril sulfato de sodio y los productos químicos relacionados han demostrado, a través de ensayos clínicos, que son no tóxicos, y no son cancerígenos (o que causan cáncer). Por lo tanto, si usted ha estado leyendo sobre SLS, y productos químicos similares, y le han dicho que usted está vertiendo toxinas toda la piel y el cabello, los ensayos clínicos muestran que la declaración es totalmente incorrecta.

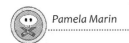
Sulfato de sodio Laureth (SLES) y lauril sulfato de sodio (SLS) no son los mismos:

Ellos son similares en función, y algo similar en estructura, pero lauril sulfatos de sodio (SLS) no son los mismos que laureth sulfatos de sodio (SLES), cualquiera de los cuales se pueden encontrar en cualquiera de los productos mencionados.

Laureth sulfato de sodio generalmente no se considera que sea más o menos peligroso que el lauril sulfato de sodio por sí mismo, pero SLES puede contaminarse con dioxano, que es un carcinógeno conocido. Los informes han demostrado que niveles bajos de dioxano se puede rastrear en los productos nacionales que contienen sulfato de sodio laureth (SLES).

¿Recomienda *My Organic Baby* evitar los productos nacionales que contienen lauril sulfato de sodio?

Algunos de los productos que usamos en casa tienen SLS, y otros no.

Mi jabón para la cara esta hecho a mano, porque en el verano me salen muchas manchas blancas. Por lo tanto, no contiene cualquiera de estos productos químicos. Puedes consguirlo en la farmacia (jabón de castilla)

En mi caso, la mayoría de los shampoos comerciales hacen que mi cabello se debilite y me causa mucha caspa. He encontrado una mejor y significativa solución después de cambiar a un shampoo natural que no contenga lauril sulfató de sodio.

Me ha dado resultados el shampoo de coco, que no me causa ningún problema. El que prefiero es el Avalon Organics y a veces el Rhatma, que es lo mejor que he probado y están libres de parabenos.

Prepara tu propio shampoo casero:

Simplemente necesitarás:

Media taza de bicarbonato

3 tazas de agua

Media taza de vinagre, preferentemente de manzana

Aceites esenciales (ver en la parte atrás del libro)

Puedes agregar también un cuarto de taza de aceite de jojoba, oliva, y almendras.

Simplemente mezcla el bicarbonato con el agua e incorpora aceites esenciales, plantas (a mí me gusta ponerle ramitas de lavanda deshidratada) o lo que gustes.

Aparte, utiliza el vinagre, al que también puedes agregarle aceites esenciales, o los aceites naturales.

Si vas a usar aceites esenciales, agrega unas cinco gotas en una cucharada de alcohol y después revuelve. Usar demasiado puede causar una reacción alérgica.

Este shampoo te debe durar un par de semanas o más, dependiendo de cuán seguido laves tu pelo y cuánto tengas.

Modo de uso:

Para usar, agita bien la primera mezcla y aplica. Usa las yemas de los dedos para esparcir la mezcla y dar un masaje al cuero cabelludo. Usa el vinagre como parte del enjuague.

Los efectos de algunos ingredientes que puedes incorporar a tu shampoo casero:

La **lavanda** da un efecto relajante.

La **hierbabuena** es vigorizante, ideal para baños en la mañana, antes de ir al trabajo o a la escuela, o de involucrarse en una actividad física. Puedes lograr efectos similares con **limoncillo o**

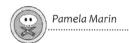

naranja. También puedes **exprimir un limón** por media taza de vinagre.

El **romero** es bueno para el **cabello oscuro,** mientras la **manzanilla** lo es para el **cabello claro**. También puedes probar agregar bardana, ortiga y hasta esencia de canela, que te ayudarán a limpiar, mantener el PH y nutrir tu cabello.

TIPS para el cabello:

Para aumentar el brillo:

Enjuagar el cabello con mezcla de vinagre y agua realmente da brillo al pelo. La cerveza funciona también. Así que ¡No tires los restos de cerveza que dejaron en la fiesta! Usted se sorprenderá de los resultados.

Para cabello más grueso:

En una botella de spray combinar por partes iguales champagne y agua, luego rocía sobre las raíces húmedas después del shampoo. Hacer esto antes de secarte el pelo y asegúrate de que el pelo no este pegajoso o rígido. (Fuente: Francky L'oficial, dueño, Francky Salon L'Oficial, Ciudad de Nueva York)

Protector solar natural y hecho en casa:

Todos sabemos que la protección de la piel, el órgano más grande del cuerpo, es muy importante. Pero por desgracia, muchos de los protectores solares que se venden están llenos de productos químicos nocivos que hasta podrían ocasionar cáncer de piel.

Hace cien años la mayoría de los puestos de trabajo exigían trabajar al aire libre, sin embargo, no existían protectores solares y la gente que padecía cáncer de piel era escasa.

Es interesante ver la relación entre aumento de protección solar con químicos y la tasa de cáncer de piel, que ha aumentado casi de igual forma, y la respuesta es más protección solar.

¿Y cómo se protegían nuestros abuelos?

-Evitaban la exposición directa al sol del mediodía.

-Tenían una dieta mucho más saludable, con alimentos reales, que les proporcionaban las vitaminas, minerales y antioxidantes necesarios para proteger su piel.

Ingredientes que naturalmente, nos protegen del sol:

Hay ingredientes naturales (algunos se pueden encontrar en nuestras cocinas), que trabajan para protegernos de la exposición excesiva al sol. Muchos son los aceites que contienen las propiedades de FPS, tales como:

- ✓ Aceite de semilla de frambuesa: tiene el más alto de nivel de protección de todos los ingredientes naturales, contiene un estimado de FPS de 30 a 50.
- ✓ Manteca de Karité: un protector de la piel excelente, con un FPS de aproximadamente 6.10.
- ✓ Aceite de semilla de zanahoria: es un aceite esencial y se ha estimado que tiene unos niveles de FPS de 30.
- ✓ Aceite de Germen de Trigo: es un gran nutriente para la piel con su gran cantidad de vitamina E, pero también posee un FPS natural de 20.
- ✓ El aceite de sésamo, aceite de coco, aceite de cáñamo, aceite de aguacate, soja y aceite de maní. Todos contienen niveles FPS entre 4-10.

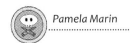

Preparando nuestro protector:

Ingredientes

2 cucharadas de **mezcla de aceites** (utilizar cualquier combinación de los aceites antes mencionados).

30 gramos de **cera de abejas**

30 gramos de **manteca,** pueden mezclarse distintos tipos (es decir, manteca de karité, manteca de mango, o la manteca de cacao).

1 cucharadita de **aceite de vitamina E** (aceite de germen de trigo).

10 gramos de polvo de **óxido de zinc.**

30 Gotas de **aceites esenciales,** (semilla de zanahoria o frambuesa) *opcionales.*

NOTA:

Si no podemos hacer un protector solar en casa, hay que elegir los que dicen para protección solar o cremas hidratantes diarias, busque vitamina E natural, o d-alfa tocoferol. Otros ingredientes naturales son extracto de aloé, extracto de té verde, ácido capri lico, consuelda, y Pycnogenol.

CAPÍTULO 6

Productos de limpieza seguros para la casa y los niños.

Desde el momento en que empezamos a preparar la habitación de nuestros hijos estamos tomando decisiones sobre el entorno del niño. Muchos padres se preparan para la llegada de ese nuevo bebé, pintando el cuarto, buscando la cuna perfecta y el colchón para la cuna, con productos convencionales. No nos damos cuenta de que, al hacerlo, podemos estar creando un ambiente de productos químicos tóxicos. La mayoría de nosotros estamos cometiendo un error en pensar que los bebés deben ser calmados con vaselina y aceite mineral, lavados con shampoos convencionales y con productos de limpieza a base de químicos, alimentados con botellas de plástico, envueltos en pañales desechables, rodeados de productos perfumados y puestos a dormir con una pijama con productos químicos.

Aunque hay padres despistados o que tal vez nunca se han informado de esto, hay que ser conscientes de que las decisiones que tomen pueden ser perjudiciales para su hijo.

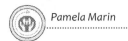
¿Cómo puede un padre identificar alternativas saludables?

Los productos de limpieza tradicionales a menudo son eficaces, pero a muchos padres les preocupa usarlos en o alrededor de los niños. Algunos químicos presentes en los limpiadores comunes están relacionados con el asma, con problemas reproductivos y con un aumento en el riesgo de contraer cáncer. Muchos limpiadores comunes en el hogar son tóxicos si se ingieren y pueden provocar envenenamiento si un niño los toma o los bebe. Debido a que los fabricantes no están obligados a incluir una lista de los ingredientes, la única forma de saber si un producto no contiene químicos tóxicos es crearlo por tu cuenta.

Limpiadores básicos caseros:

Para lavar ventanas (sin alcohol):

Una forma simple y eficaz de limpiar las ventanas o los espejos es mezclar 3 cucharadas de vinagre con dos tazas de agua en una botella con atomizador y usarla en lugar del limpiador de ventanas tradicional. Para obtener un limpiador más potente, para todo uso, usa una proporción más grande de agua y vinagre, con la mitad de agua y la mitad de vinagre.

Todo lo que tienes que hacer ahora es usarlo como si usaras cualquier otro limpiador de cristales. Este limpiador de vidrios casero no es tan fuerte como los que puedes encontrar en la tienda (windex), ya que carece de algunas de las sustancias químicas más duras utilizadas para limpiar.

Para pisos:

Para un limpiador de pisos eficaz, simplemente combinar una parte de vinagre blanco con dos partes de agua caliente en un cubo. Use un trapeador o trapo para tallar bien con la solución.

¡No hay necesidad de enjuagar! (Nota: esto no es recomendable para suelos de madera)

Para paredes:

Para limpiar las paredes, mezcle ¼ de taza de vinagre blanco con 1 litro de agua tibia, a continuación, utilizar un trapo viejo para tallar bien los muros hacia abajo. Para quitar manchas negras, simplemente frote en el lugar, con un poco de bicarbonato de sodio.

Limpiador para la taza del inodoro:

Para tener un inodoro brillante sin usar químicos poco seguros, con olor fuerte, espolvorea la taza del inodoro con bicarbonato de sodio. Vierte vinagre y déjalo en remojo durante media hora. Frota la taza con un cepillo de inodoros.

Los peligros de los limpiadores de inodoros comerciales:

La mayoría de los limpiadores de inodoros comerciales contienen productos químicos que pueden contaminar el medio ambiente de su hogar.

Limpiadores naturales para inodoros:

Hay varios ingredientes naturales que puede utilizar para formular sus propios limpiadores de inodoros. Hacerlos en casa le permite la libertad de utilizar los ingredientes que considere más seguro para su familia, son de fácil acceso y trabajan mejor.

Para la cocina:

Limpieza del horno:

Tengo 27 años de edad. ¿Te gustaría saber cuántas veces he limpiado un horno? Nunca. Una de las razones principales es que antes de casada cuando vivía con mi mama, siempre que la miraba limpiar el horno, era tan exagerado el olor de los productos que

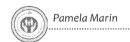

usaba, que yo me preguntaba: ¿No hay otra manera de limpiar un horno, sin usar químicos cargados y tóxicos?

Realmente los limpiadores comunes del horno son increíblemente tóxicos y poco seguros para usarlos donde hay niños.

Para limpiar el horno en forma segura, cubre las manchas frescas con sal, antes de que se enfríe. Una vez que esté frío, frota la sal y la mancha con un paño húmedo.

Gabinetes:

Mezcle por partes iguales vinagre y agua en una botella de spray. Si los gabinetes son de mármol, granito o piedra, omita el vinagre (su acidez no es bueno para estas superficies) y el uso de alcohol o el poder maravilloso de vodka los limpiara mejor.

Tablas para cortar o picar:

Hablemos de todo lo no-tóxico: Todo lo que necesita para limpiar y desinfectar las tablas para cortar (madera o plástico) es... ¡Un limón! Cortar por la mitad, frotar las superficies de la tabla, dejar reposar durante diez minutos y luego enjuagar. Si necesita algo más fuerte, espolvoree un poco de sal gruesa o kosher sobre la tabla y, a continuación, frote con ½ limón.

Microondas:

Para combatir la suciedad, poner un poco de vinagre en una taza pequeña y mezclar en un poco de jugo de limón (cantidades exactas no importan realmente). Coloque la taza en el microondas, dejar que el microondas funcione por 2 minutos, y dejar la puerta cerrada durante varios minutos más. Por último, abra la puerta y simplemente limpiar todos los lados con un paño caliente o una esponja.

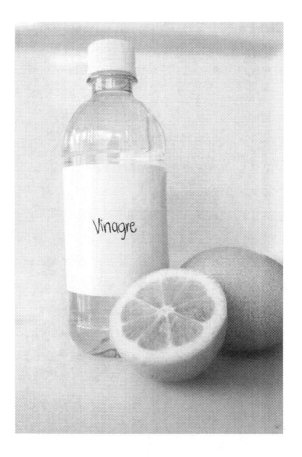

Limpieza de la bañera y ducha:

Rocíe las paredes de la ducha con vinagre para evitar el moho.

Mantenga una botella de spray llena de vinagre justo en la ducha para hacer de este un trabajo fácil. Usar una rasqueta para limpiar las paredes. Usted se sorprenderá de lo mucho que esto reduce la limpieza y lavado, especialmente si usted tiene puertas de cristal en la ducha.

Ingredientes

3/4 taza de bicarbonato de sodio (un poco lleno)

1/4 taza de jabón de castilla (utilizo Dr. Bronners Menta)

1 cucharada de agua

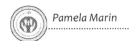

1 cucharada de vinagre (Ahora que he aprendido que no hay que mezclar el jabón de Castilla y vinagre, yo sólo me omití el vinagre e hice una pasta con bicarbonato de sodio y jabón de castilla.)

Procedimiento:

En un tazón, mezcle el bicarbonato de sodio y el jabón de castilla. Agregue el agua y mezcle con un tenedor.

Por último, agregue el vinagre. La mezcla efervece un poco. Revuelva para hacer una mezcla suave, pastosa, y consistente. (Esto es importante, el vinagre debe ir en la última o de lo contrario la mezcla será como lodo en lugar de una pasta cremosa.)

Limpiador para la tina/bañera:

Para deshacerse del moho, rocíe vinagre blanco puro en el área afectada, dejar que repose durante al menos 30 minutos y luego enjuague con agua tibia (no tengas miedo de usar una esponja si el enjuague no lo saca). Como alternativa, intente mezclar bicarbonato de sodio con un poco de jabón de castilla líquido, luego frote y enjuague.

Productos para todo uso:

Para la limpieza general de la casa, puedes hacer tu propio producto: combina 2 tazas de bicarbonato de sodio con 1/2 taza de jabón líquido de Castilla (revisa la etiqueta para verificar que no tenga lauril sulfato de sodio y dietanolamina). Si agregas 4 cucharadas de glicerina vegetal ayudarás a que el producto pueda permanecer en el estante hasta por dos años. Este limpiador es seguro para utilizar en la cocina y en el baño.

NOTA:

Mantenga cualquier mezcla restante en un recipiente hermético.

CAPÍTULO 7

Vacunas

En los últimos años, el tema de la vacunación está generando un profundo debate en Estados Unidos, España, y México. Cada día aparecen mucho más grupos anti vacunación, que consideran que las vacunas no solo no son necesarias sino que son perjudiciales.

En mi propia experiencia como madre, siempre estuve y estaré firme en mi decisión sobre el tema durante el embarazo y estoy convencida de que las vacunas contienen sustancias químicas y tóxicas como el Timerosal (mencionado como detonante del autismo).

¿Qué es el Timerosal?

El timerosal es un conservante de mercurio que ha sido utilizado durante décadas en EE.UU. en viales de dosis múltiples de algunas vacunas para prevenir el crecimiento de microorganismos, como bacterias u hongos que las contaminan.

He leído bastante sobre el tema y no estoy de acuerdo, pues según estudios, son las causantes de la agresividad de la humanidad, el aumento de los niños autistas, la hiperactividad en ellos, etc.

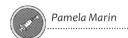

De acuerdo al Programa Estadounidense de Compensación por Daños causados por las Vacunas, que se creó para proporcionar un sistema federal sin responsabilidad jurídica de compensación por las muertes o daños relacionados con las vacunas, se concedieron grandes indemnizaciones judiciales a algunos reclamantes contra daños causados por la vacuna DPT y la mayoría de fabricantes de esa vacuna dejaron de producirla. Las demandas contra los fabricantes de vacunas deben ser vistas primero en el tribunal sobre las vacunas. Miles de casos de reclamos por autismo sobrevenido están pendientes de ir a juicio y aún no han sido resueltos. En el año 2008, el gobierno de los Estados Unidos aceptó un caso sobre un niño que tenía un trastorno mitocondrial y cuyos síntomas, compatibles con el autismo, surgieron después de 5 inyecciones simultáneas contra nueve enfermedades. Este solo es un caso, existen miles más.

Hay que recordar que todas las enfermedades y vacunas de hoy en día, ya no son las mismas de antes. Antes no era tan común ver niños con autismo, ahora es muy normal. Lo mismo pasa con la vacunas. Algunos niños son de riesgo biológico mayor que otros para reaccionar a las vacunas. Por ejemplo en Texas, la política vacunatoria es masiva y no tiene en cuenta estas diferencias, y falla en minimizar el riesgo de daño y muerte inducida por vacunas en demasiados chicos. Se dice que en muchos casos la desinformación es la causa del fenómeno y que por eso, todos los países de la región tienen que hacer un trabajo extra para convencer a esos papás de que vacunen a sus hijos.

Información:

De acuerdo a un artículo en el que se publicó una entrevista al pediatra y jefe del vacunatorio de Clínica Alemana, Pablo Vial, hoy los papás están tomando una opción frente a las vacunas.

Algunos se oponen a la medicina tradicional, porque hoy en día la medicina alternativa es mucho más natural. Otros, que son más flexibles, plantean sus dudas. El tema, afirma, ha ido aumentando en la medida en que la gente está más informada, dice Vial.

En el siguiente caso, Sandra Hormazábal (madre) se ha convertido en una activista anti-vacunas. Dice que el mercurio en la vacuna enfermó a su hijo Sebastián. Antes de las vacunas era sano, a los tres años ya no tenía contacto visual con los demás ni hablaba. Descubrimos que estaba intoxicado con mercurio. Muestras que enviamos a Francia lo comprobaron, cuenta.

Vial, dice que las vacunas de hoy son parte del plan de vacunación y que cumplen en un 100% con los estándares de regulación de EE.UU. y Europa. Eso significa que contienen menos de 0,01 microgramos de timerosal (mercurio), sustancia que se usaba para evitar que las vacunas en frasco multidosis se contaminen. Hoy, todas las vacunas vienen en frascos monodosis. La única vacuna que puede contener trazas de timerosal es la vacuna pentavalente, porque en alguna parte de su proceso de fabricación lo usan, pero luego lo eliminan. Sus conclusiones señalan que no hay pruebas de que la cantidad de tiomesal utilizada en las vacunas suponga un riesgo para la salud.

Un gran ejemplo: según cifras del Minsal, desde 1993 no había casos de sarampión en Chile, una de las enfermedades que están dentro del plan de inmunización nacional, pero que en 2011 ya mostró una baja diferencia. En 2003 reapareció un caso, en 2009 otro y el año pasado ya fueron seis. Todas fueron contraídas en el extranjero, donde no siempre la lucha contra la enfermedad está dentro del plan nacional de inmunización, como es el caso de EE.UU, Inglaterra y Canadá. Allí, el individuo sin vacunar entra

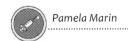
en contacto con personas que si pueden contagiarlo y presentar la enfermedad y contagiar a los niños no vacunados, en los cuales el riesgo es mayor, pues la enfermedad es más grave en ellos.

Calendario de Vacunación Infantil:

Contenidos de las vacunas:

DPT: Bacteria de la difteria, organismos de la pertusis, toxoide del tétanos, cloruro de sodio, hidróxido de sodio, formaldehído, ácido hidroclórico, mercurio, aluminio.

MMR: Virus vivos del sarampión y las paperas (ambos cultivados en células embrionarias de pollo) virus vivo de rubéola (cultivado en medio fetal), neomicina, sorbitol, gelatina hidrolizada.

Polio: Tres tipos de virus cultivados en tejido celular de mono, y suero de ternero, neomicina, estreptomicina, sorbitol, Formaldehído (formalina), polimixin B.

Hib: Sacáridos hemofilus influenza, tipo B, cloruro de sodio, aluminio, hidróxido, mercurio.

Hepatitis B: Parte del gen de la hepatitis B, hidróxido de aluminio, mercurio, formaldehído.

La vacuna contra la Hepatitis B se derivaba de la sangre de personas infectadas con Hep B; la vacuna contra la fiebre tifoidea se derivaba del excremento humano; la vacuna contra la tos convulsa se obtiene de la mucosidad de los niños infectados. Hasta reemplazarse lentamente por gelatina de porcino, la vacuna MMR empleaba material vacuno. No se conoce con certeza cuántos millones de niños fueron inyectados con gelatina de vacunos infectados con EEB (Encefalopatía Espongiforme Bovina, más conocida como enfermedad de las "vacas locas").

Actualmente existe una controversia en Inglaterra y E.E.UU. Sobre la relación entre la vacunación de la triple vírica y el autismo, siendo el componente agresor de la vacuna el virus del sarampión.

De acuerdo al artículo, "Vacunas infantiles" peligrosas e innecesarias, el Dr. Andrew Wakefield demostró que el virus del sarampión en algunos niños puede producir una infección crónica en el intestino, que genera permeabilidad intestinal permitiendo que todo tipo de sustancias, sin digerir pasen del intestino al torrente sanguíneo y de ahí al cerebro. Esto produce una cascada de complicaciones a nivel digestivo, metabólico y neuronal.

El Dr. Vijendra K. Singh ha demostrado que el virus del sarampión produce en algunos niños una reacción autoinmune contra la mielina (tejido aislante de los nervios) en varias partes del cerebro, esto produce una alteración de la trasmisión nerviosa y patologías autoinmunes cerebrales como la inflamación de la parte afectada.

El autismo en niños que han nacido sanos aparece siempre después de la vacunación y no antes. Si no hubiera relación entre la vacunación de la triple vírica y la aparición del síndrome autista la mitad de los casos ocurriría antes de la vacunación, pero este no es el caso. Hay una cifra de aumento reconocido de casos de autismo que se correlaciona con el aumento de la cantidad de vacunas que reciben los niños.

El virus del sarampión es el virus más peligroso de ese coctel vírico. Se recomienda posponer la primera inyección de la triple vírica hasta los 3 o 4 años cuando los sistemas metabólicos, inmunológicos y neurológicos del niño están ya desarrollados.

Niños no vacunados son más sanos, los niños vacunados tienen de dos a cinco veces más enfermedades y alergias.

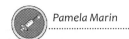

Sin embargo, la relación entre Estados Unidos y el estudio de Bachmair puede verificarse en el sitio Web http://www.vaccineinjury.info/ donde hay un enlace para que más padres de niños vacunados participen en la encuesta. Por el momento, la investigación lleva a más de 11,000 encuestados, y aunque la mayoría de los participantes viven en Estados Unidos, otros estudios han corroborado la misma información en comunidades foráneas.

RECUERDE:

Es responsabilidad de su médico y centro de vacunación entregarle la mayor cantidad de información sobre los RIESGOS DE EFECTOS SECUNDARIOS de las vacunas, pero la responsabilidad más grande es la suya de exigir que le muestren éstos en el folleto informativo de la vacuna ANTES de aceptar una vacuna para su hijo o para usted mismo.

¿Aún sigues confundido(a)?

OK. La gente sigue dudando de las vacunas, por el simple hecho de que contienen timerosal.

¿Qué es timerosal? ¿Por qué se incorporó el timerosal a las vacunas?

El timerosal se usó a lo largo de 70 años como conservante para dificultar el crecimiento de bacterias y hongos en las vacunas.

Ya que muchas vacunas se almacenan con mayor eficacia en grandes ampollas o viales de varias dosis. Varios incidentes fatales de vacunas contaminadas en la década de 1920 llevaron a que los fabricantes de vacunas empezaran a agregar conservantes a todos los viales de dosis múltiples de vacunas.

¿Es verdad que el timerosal contiene mercurio?

Si. El timerosal contiene un compuesto de mercurio conocido como etil mercurio. Se considera que el mercurio es uno de los 10 productos químicos con mayores consecuencias para la salud pública. La exposición al mercurio, incluso en cantidades muy pequeñas, puede causar graves problemas de salud, sobre todo en el desarrollo fetal e infantil. El mercurio puede tener efectos tóxicos en el sistema nervioso, el aparato digestivo, los pulmones, los riñones, y hasta la piel.

¿Qué vacunas contienen tiomersal?

Las vacunas contra la difteria, el tétano y la tos ferina (DTP), la hepatitis B, la rubeola, la gripe y las infecciones por haemophilus de tipo B (HIB) y meningococos. Por lo regular estas vacunas contienen diferentes tipo de tiomersal con conservantes (entre 8 y 50 pg. por dosis). Las vacunas con tiomersal se utilizan mucho en todo el mundo. En el año 2010, UNICEF suministró 325 millones de dosis de vacunas con tiomersal para las actividades de inmunización sistemática y de respuesta obtuvieron enfermedades infecciosas como la gripe o la meningitis epidémica.

¿Qué vacunas NO contienen tiomersal?

No contienen tiomersal las vacunas vivas. Entre ellas se encuentran las vacunas en forma de presentación monodosis o las vacunas elaboradas con microbios vivos, incluidas la vacuna MMR, la vacuna antiamarilica y la vacuna BCG.

Después de hacer una larga investigación sobre el tema mi esposo y yo no estamos vacunando a nuestro pequeño Oliver en este momento, y pueda que tal vez cambiemos de opinión.

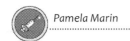

Estaremos al pendiente con las empresas farmacéuticas cuando algunos de los aditivos sean removidos (el mercurio se ha eliminado de algunas de las vacunas, pero los otros aditivos que no tienen y que son tan peligrosas como el aluminio, el formal de ido y muy fuertes antibióticos).

Algunos de los motivos por los que no estamos vacunando a Oliver son las siguientes:

1. Miedo del riesgo de complicaciones de las vacunas **más** que el riesgo de complicaciones de la infección.

2. Puedo vacunar a mi hijo, pero él puede contraer la infección de todos modos.

3. No confío en las compañías farmacéuticas

4. No puedo demandar al médico, la enfermera o la compañía farmacéutica si hay efectos secundarios graves.

5. No sabemos lo suficiente sobre el micro bioma humano, como para comprender cómo podría verse afectado por las vacunas.

6. He investigado los ingredientes en las vacunas. Son tóxicos, y no quiero que las inyecten en mi hijo.

7. Ya existen miles de casos, por causa de las vacunas.

También se ha hecho un buen número de estudios que han demostrado un vínculo con el autismo en los niños con antecedentes familiares de depresión, ansiedad y Alzheimer. Algunos médicos y pediatras no vacunan a los niños con antecedentes familiares de estas enfermedades, ya que consideran que el niño va tener un mayor riesgo de desarrollar autismo después de ser vacunado, como una respuesta autoinmune.

La lactancia materna ha demostrado ser eficaz en la trasmisión de anticuerpos para algunas de las enfermedades asociadas con las vacunas y protege contra los virus mientras la madre siga dando pecho. También hay opciones que son mucho más eficaces y más seguras para proteger a los niños como nosodes homeopáticos (vacunas naturales) La palabra "Nosode" se deriva del griego nosos y significa enfermedad; así, un Nosode es el nombre que se usa para hacer mención a un remedio preparado, ya sea del tejido de una enfermedad real, o de organismos asociados con enfermedades, bacterias o virus en forma de cultivo. Yo personalmente utilizo mucho la medicina alternativa y, al mismo tiempo enseño a Oliver a vivir una vida sana con una buena nutrición orgánica.

Pero por desgracia muchos padres no hacen el tiempo para asegurarse de que sus hijos estén comiendo bien (nuestra sociedad consume demasiada chatarra, sodas, chile, y mucho pan). Lo mismo pasa con las vacunas.

Yo pienso que la vacunación de un niño es una decisión muy personal y creo que no hay que derribar a los padres que vacunan ni debe la gente derribar aquellos que están esperando a si o no vacunar. No hay que ser doctores para saber qué es lo mejor para nuestros hijos.

Creo que todos los padres deben hacer su propia investigación y mirar a ambos lados de la moneda antes de tomar una decisión tan importante. Tanto mi esposo como yo, y otros padres, buscamos información de vacunación en contra. Traten de investigar más a fondo sobre el tema.

Muchos me preguntan: Pamela ¿A ti te vacunaron de bebé?

Si. Fui vacunada cuando era niña, casi toda mi familia tiene historial de vacunación. Pero hay que recordar que eso fue en los 80's. En mi búsqueda de una vida más natural, me presentaron a una comunidad en línea de padres que se niegan a vacunar. Con

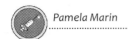

mi pasión por saber e investigar, no podía dejar de investigar día a día. Por supuesto, yo creo que es muy importante tomar todo lo que uno lee en línea con reserva. Quiero decir, que cualquiera puede publicar cualquier cosa. Pero también he pasado el tiempo suficiente en el ambiente universitario de la educación superior como para saber que sólo porque algo se publica en una revista científica, no significa que siempre es cierto. Así que continué con la investigación. Leí libros, revistas, blogs ya para entonces, antes de que naciera Oliver, me había inscripto en las clases de **Hypnobirth**, donde te guían y te informan de tantas cosas que ni nuestros padres saben. Como las vacunas.

Finalmente, estas clases nos aclararon nuestras dudas para tomar una decisión, estábamos haciendo lo correcto. Los mayores factores que contribuyeron a esta decisión, son la lista de ingredientes y advertencias en las vacunas. Y sólo de pensar en ponerle tantas sustancias toxicas dentro de un cuerpo tan pequeño... Otros de los factores: el drástico aumento del número de vacunas administradas en los últimos 30 años (1983 vs.2013) y ¿Qué es lo que tenemos que mostrar? Enfermedad galopante, alergias, ADHD, autismo, y otros signos de enfermedad. No estoy sugiriendo que las vacunas son la única causa de estos aumentos, pero sí creo que son un factor. Y por último el rastro del dinero de la industria farmacéutica y de los miles de millones de dólares que se realizan cada año en estas drogas. ¿Quién realmente se beneficia de todas estas vacunas? A través de mi investigación sobre la verdadera comida y la industria alimentaria, sabía que a la FDA no le importaba nada de la salud real de mi familia.

Gracias a Dios, he tenido la suerte de vivir en un hogar limpio y con acceso a agua potable, mercados orgánicos y mis dos doctores: pediatra y homeópata, y otras cosas que ayudan a mantener nuestro sistema inmunológico comprometido.

Por último, mi instinto de madre me dijo que no vacunara, y yo lo escuché. Pero cada situación es diferente.

Es evidente que la mayoría de la gente todavía está recibiendo las vacunas, y la mayoría de esas personas siguen siendo sanos (aunque nuestro nivel de "sanos" ha disminuido drásticamente en las últimas generaciones). Mientras el debate sobre si las vacunas causan autismo son largos y por lo general bastante feos, yo creo que las vacunas pueden ser un factor contribuyente. Sabemos muy poco acerca de las causas reales de autismo, pero la mayoría de los expertos coinciden en que por lo general es una combinación de ambas cuestiones: genéticas y ambientales, y hay un montón de padres por ahí que saben que su hijo era diferente antes de recibir una vacuna.

¿Pero no está poniendo en riesgo la salud de todos los demás por no vacunar?

Cada vez que hay un post en mi página de Facebook, *My Organic Baby*, acerca de las vacunas, siempre está la controversia de que si los padres no vacunamos, estamos poniendo la vida de otra persona en riesgo. Y que la única razón por la que nuestros hijos están a salvo es debido a la inmunidad de grupo. Cuando leo este tipo de comentarios, amablemente les señalo de dónde obtuve la nota, les señalo artículo, libros e historias de otros papás que ya pasaron por lo mismo. La verdad es que si ves los números y años atrás cuando las vacunas se introdujeron, y lo que realmente hacen las vacunas para el cuerpo y la población en general, verán que yo, como otros padres no están perjudicando a nadie.

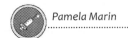

La idea de la inmunidad de grupo no se aplica a las vacunas, es alrededor del 50% de la población que está protegida. A menos que se mantenga al día en todas sus vacunas de refuerzo, que son tan riesgosas como el no estar vacunados.

¿Cómo decides tomar esta decisión por ti misma?

Leer. Leer una variedad. Estudiar los dos lados de la moneda. Hablar con gente informada. Pero, por último, tienes que seguir tu instinto, lo que usted sienta correcto. No a su médico. No a su vecino. No a su mama. Y ciertamente, no a mí. ¡Siga su instinto! Es su hijo. Su situación. Es su decisión al final de cuentas.

CAPÍTULO 8

¿Qué es la Homeopatía?

La homeopatía es ideal para los bebés y los niños, ya que es natural, suave y eficaz a la hora de curar o tratar enfermedades.

La homeopatía no es tóxica. Aparte de eso, es ideal para los niños porque es ligeramente dulce en la mayoría de sus presentaciones (píldoras, polvos y líquidos) son fáciles de disolver y son más agradables que muchos medicamentos convencionales.

Las sustancias naturales altamente diluidas que forman los remedios homeopáticos son seguras para usar en los más jóvenes, incluyendo a los bebés recién nacidos. Además, la homeopatía puede levantar la inmunidad de los niños para ayudarlos a lidiar con enfermedades durante toda su infancia. La homeopatía no sólo ayuda cuando su hijo está enfermo. También puede ayudar a prevenir enfermedades y dar asistencia en periodos difíciles de su vida.

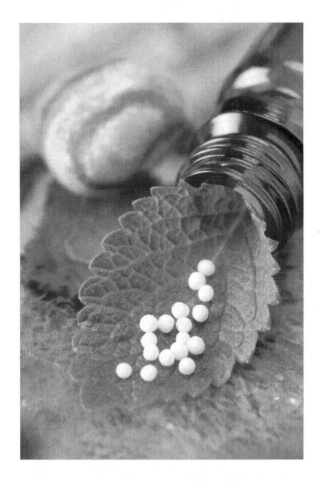

¿Qué es la homeopatía?

La homeopatía es un sistema de medicina que se practica en todo el mundo desde hace casi 250 años. Los remedios homeopáticos están hechos de plantas, minerales, y sales y se diluyen en un alto punto y pocas moléculas permanecen en la medicina. Un buen ejemplo es cuando el remedio allium cepa (cebolla) se receta para la fiebre, cuando los ojos están llorosos y rojos, lo cual es similar a lo que ocurre cuando se corta una cebolla.

La homeopatía funciona rápidamente con los niños, ya que están por lo general llenos de vitalidad. Las infecciones de oído, amigdalitis y la gripe, se pueden resolver rápidamente usando los remedios adecuados, a menudo evitando la necesidad de medicamentos convencionales. Los bebés también suelen responder rápidamente al tratamiento homeopático, hay remedios para el cólico, dientes y dermatitis del pañal.

Las sugerencias a continuación son para quejas menores, si los síntomas de su hijo son graves o crónicos (continuos o recurrentes), consulte a un homeópata registrado y/o a su médico general. Si su hijo ya está en tratamiento homeopático, lo mejor es consultar con su homeópata antes de prescribir en casa.

Para los síntomas de menor importancia, no hay necesidad de llevar a su hijo al homeópata ya que los niños y los bebés tienden a responder rápidamente al tratamiento. Sin embargo, si su condición no mejora rápidamente, entonces es mejor consultar al pediatra homeópata.

Incluso si su hijo está tomando tratamiento homeopático, mantenga su relación con su pediatra. Puede ser necesario llevar a cabo tanto tratamiento homeopático como convencional para garantizar la seguridad y salud de su hijo. Por ejemplo, si tiene asma grave, es peligroso suspender el tratamiento convencional sólo porque sigue uno homeopático.

Al conseguir un médico homeópata para su hijo, asegúrese que esté inscripto en la Sociedad de Homeópatas. Verifique sus referencias para asegurarse que no sea un charlatán.

TODO LO QUE NECESITAS:

Aunque el número de medicamentos homeopáticos puede ser muy amplio, el botiquín homeopático de urgencia para tus

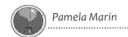
hijos se puede limitar a 4 remedios tradicionalmente utilizados desde décadas por médicos homeópatas de todo el mundo. Con éste cuarteto tendrás en tu hogar o durante un viaje, una ayuda para salir del paso hasta llegar, si es necesario, a la consulta del médico más cercano:

Aconitum, Arnica, Belladonna y Chamomilla:

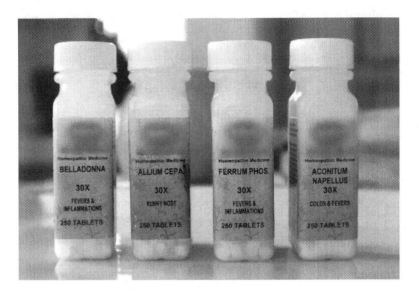

Estos 4 remedios o cepas homeopáticas, son imprescindibles en un hogar con niños.

Aconitum 7ch:

Este remedio es idóneo en casos de fiebre con escalofríos y calor seco (cara blanca), infecciones gripales espontáneas y enfermedades consecuencia de viento frío, calor o un shock.

Los síntomas más habituales son: sed de agua fría, hipersensibilidad al tacto, inquietud, mucho miedo. Se empeora de noche y en espacios calientes, con frío o con aire seco y mejora al aire libre.

Arnica 7ch:

Este remedio es importante para la cicatrización de heridas, en caso de lesiones, dislocaciones, esguinces, contusiones, hematomas, y ayuda a la cicatrización de heridas después de una intervención quirúrgica.

Los síntomas más habituales son: dolor muscular después de un sobreesfuerzo. Los síntomas empeoran al tocar la parte afectada, con movimiento, con frío y humedad y mejoran en reposo.

Belladonna 7ch:

Es el remedio para la fiebre alta y las inflamaciones agudas, como por ejemplo; trastornos de las vías respiratorias que cursen con enrojecimiento, calor, dolor e infecciones de oídos.

Los síntomas típicos son; calor, cara enrojecida, con manos y pies fríos, sudor caliente, pupilas dilatadas, dolores que aparecen repentinamente y desaparecen con la misma rapidez, delirio por fiebre. El niño empeora con el movimiento, el tacto, la vibración, el ruido, la luz y el frío y mejora en reposo.

Chamomilla 7ch:

Este remedio se recomienda en molestias gastrointestinales con espasmos, cólicos y flatulencia; dolor de oídos penetrante, dentición, resfriados infantiles con fiebre y dermatitis de pañal.

Es un remedio probado y eficaz para las enfermedades de los niños que se asocian con cambios de humor, inquietud, cólicos. El niño sufre un dolor insoportable y parece que sólo se calma en los brazos de la madre. Empeora de noche, al enfadarse y con calor, mejora al aplicar calor local y en reposo.

Dosificación recomendada según la edad:

Niños de 6 a 12 años: tomar 3 gránulos por toma.

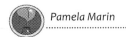

Niños de 1 a 5 años: tomar 2 gránulos por toma.

Bebés hasta 1 año: 1 gránulo por toma.

No se debe olvidar en todo momento que si se da un máximo de 48 horas sin observar mejoría, se debe consultar al pediatra para un mejor diagnóstico del paciente.

Los remedios sugeridos anteriormente se pueden comprar en farmacias homeopáticas de prestigio, o tu medico homeópata te sugerirá donde. El nombre del producto siempre va ser el mismo ya sea si estas en E.E.U.U, México o España. (Ej.: **Belladonna**-siempre va a ser para la calentura) el nombre nunca cambia.

Vacunación Infantil:

Los niños saludables se recuperan de enfermedades agudas e incluso pueden experimentar un salto de desarrollo inmediatamente después de una enfermedad. La homeopatía puede ayudar a aumentar la inmunidad natural de su hijo. Cada niño es especial y tiene su propia forma física y emocional de lidiar con la enfermedad. Este conocimiento requiere un tratamiento individualizado, adaptado a las necesidades de su hijo, la homeopatía ofrece esto. La sociedad reconoce que hay mucha evidencia anecdótica y científicas para apoyar los argumentos presentados en pro y en contra de la vacunación.

Gente especializada tiene como objetivo apoyar a los padres a tomar decisiones informadas y racionales sobre las consecuencias a corto y largo plazo de la vacunación. Si decide vacunar a sus hijos, el tratamiento homeopático puede mejorar la inmunidad natural o disminuir la posibilidad de efectos secundarios de la vacunación.

El Embarazo y el Parto:

La homeopatía es ideal para las mujeres en edad fértil.

Durante el embarazo, algunas mujeres preferirían vivir con el malestar de la mañana o el ardor de estómago, en lugar de buscar tratamiento.

La homeopatía es muy buena para las embarazadas. Partiendo de que científicamente está comprobada su eficacia, otro punto es que tiene muy pocos o casi ningún efecto secundario, siempre y cuando sea precedida por un diagnóstico y sea seguida por un especialista. Está totalmente aprobada como una medicina más, y no presenta ninguna contraindicación, sobre todo en pacientes de alto riesgo, como las embarazadas, los bebés, los niños.

Lo más usado por las embarazadas durante este período son los medicamentos para la relajación.

Yo personalmente el único medicamento homeopático que consumí al estar embarazada, aparte de mis prenatales, fueron los de relajación. Y los empecé a consumir porque se aproximaba la fecha de parto, como por una semana. Ya después de que naciera Oliver mandé encapsular mi placenta y me seguía tomando mis prenatales por un mes. Luego, perdí mucho cabello y sangraba mucho. Y mi homeópata personal, el Dr. Toby Watkinson., me recetó para la caída del pelo después del parto: **SEPIA, NATRUM MURIATICUM** (especialmente durante y después de la lactancia) **LYCOPODIUM.**

A Oliver lo empecé a llevar al homeópata a partir de los 3 meses. Oliver como cualquier otro niño tiene su pediatra y su homeópata. Su pediatra para las revisiones rutinarias, para pesar y medir al bebé. Y su homeópata nos ofrece un seguimiento natural y eficaz sin necesidad bombardeo de medicamentos y vitaminas innecesarias. Es más caro, por supuesto, pero al menos sentimos que las respuestas conciernen a nuestras necesidades concretas. Todo es natural. Así como la alimentación y los medicamentos. Una vez que cambies tu estilo de vida, la comida convencional por la orgánica, notarás la diferencia, te enfermarás menos. Lo mismo pasa con la homeopatía: rápido ves los resultados y no te metes medicamentos innecesarios. Hay que hacerse la imagen de que nuestro cuerpo es nuestro carro que tanto necesitamos. Si no le damos sus chequeos de aceite, de agua, etc... es como un cuerpo: sin movimiento se deteriora, como un auto abandonado, no durará por mucho tiempo. Lo mismo pasa con nuestro cuerpo. En cualquier caso, espero que ésta sencilla imagen les sirva como a mí para entender parte del proceso que nos hace "ir hacia afuera" y, sobre todo, cómo mantenernos saludables.

No hay que ser codos con nuestra persona y mucho menos con nuestros hijos. Preferible gastar un poco mas en un homeópata certificado, que sé que me aliviara y usará todo natural, que pasármela en un hospital todo los días.

Hace poco en mi blog de *My Organic Baby*, una mamá me dijo: Pamela, soy educadora de niños y mamá y me resulta difícil convencer a mis amigas de que sus hijos no están siendo bien atendidos por el pediatra, ya que los hijos de mis amigas siempre están enfermos. Pamela ¿Tienes alguna sugerencia sobre cómo hablar con los padres acerca de la homeopatía en niños?

P: En primer lugar, ¡No hace daño! "Fueron las palabras más famosas de Hipócrates", y son especialmente importantes en el cuidado y tratamiento de los lactantes y los niños. La mayoría de las personas no lo saben, pero los medicamentos convencionales son probados en adultos, luego doctores estiman la dosis de acuerdo al peso del niño. Aún peor, en los E.E.U.U., aproximadamente el 20% de las visitas pediátricas conduce a una receta de más de un fármaco a la vez. Una vez que el segundo fármaco se administra a un niño, el médico no prescribe basado en ninguna investigación en absoluto, porque la investigación original no se llevó a cabo con múltiples medicamentos. Además, el médico no sabe las reacciones de los medicamentos juntos.

La razón número uno por la que los padres llevan a sus hijos a un homeópata, se debe a que los medicamentos homeopáticos son mucho más seguros que los medicamentos convencionales.

La segunda razón principal, es porque los niños responden muy bien a los medicamentos homeopáticos. En verdad usted puede cambiar la vida de un niño, tanto física como psicológicamente, con el remedio homeopático correcto. Y usted puede ayudar a hacer la vida de un padre mucho más fácil y mucho mejor.

CAPITULO 9

¿Cómo responden los niños a los remedios homeopáticos?

Los niños responden muy bien a los remedios homeopáticos. Es como si la inteligencia en su cuerpo fuera tan alta, que su radar interno estuviese explorando en busca de cualquier medicina energética. El famoso astrónomo Johann Kepler, dijo una vez: "La naturaleza utiliza lo menos posible de cualquier cosa." El hecho de que los niños responden muy bien a los medicamentos homeopáticos es un ejemplo de esto.

Pamela, los niños parecen tener una gran cantidad de infecciones de oído y por supuesto, los antibióticos son el único tratamiento ofrecido. ¿Hay algo de malo en esto?

Los antibióticos pueden tener un lugar en el tratamiento de infecciones de los oídos, pero no necesariamente como un tratamiento de primera elección. De acuerdo a la academia de pediatría, el uso de antibióticos en oídos en los niños se debe evitar por los tres primeros meses. Un meta-análisis, de los mejores estudios sobre la infección del oído, no encontró beneficios de la utilización de antibióticos en comparación con placebo.

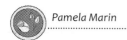
¿Qué puede hacer la homeopatía para las infecciones del oído?

La homeopatía es magnífica para el tratamiento de las infecciones del oído de la niñez. A menudo es tan simple como el ABC + P, Aconitum, Belladonna, Pulsatilla, y Chamomilla. Los resultados son a menudo rápidos, pero aun cuando no lo son, parece como si estos niños todavía no estuvieran recibiendo la mayor cantidad de infecciones del oído como aquellos para los que se recetan antibióticos.

Cólicos:

Cólico es un término general, cuando los bebés lloran mucho. Si tu bebé tiene menos de 5 meses y llora durante más de tres horas consecutivas, durante tres o más días a la semana, por lo menos por tres semanas, se considera que tiene cólicos.

A veces, los cambios en la dieta de la madre ayudan si está amamantando. Una de las cosas que tu doctor puede considerar, es si tu bebé ha desarrollado una alergia o intolerancia a la proteína de la leche de vaca. Eso causa problemas estomacales similares al cólico (pero no lo causa).

Si ese es el caso de tu bebé, a quien alimentas con leche de fórmula, tu doctor podría recomendarte que le des por un tiempo fórmula hidrolizada (en este tipo de fórmula, las proteínas se descomponen en partículas más pequeñas que son más fáciles de digerir que las moléculas más grandes de proteínas).

La **Osteopatía Craneal** es muy recomendable para los cólicos, ya que también puede ser el resultado de las tensiones de nacimiento. Estos tratamientos son naturales, seguros y relajantes. Cada vez son más las mamás que utilizan remedios alternativos para tratar problemas de salud de sus bebés.

Los siguientes remedios homeopáticos son recomendados para los cólicos:

Magnesium phos (fosfato de magnesio) puede ser útil cuando el dolor del bebé se duplica o es muy fuerte.

Chamomilla, se utiliza cuando el abdomen y el estómago están o se sienten hinchados y los dolores son insoportables y severos.

Colocynthis, puede ayudar a los bebés con un abdomen hinchado y diarrea verde. Los dolores son severos y vienen en forma de olas.

Caléndula (Marigold), es excelente para las cortadas, raspaduras y las heridas de la piel en general.

Dolor de dientes:

Chamomilla es un remedio para cuando su hijo esta incolosable y enojado con el dolor de la dentición (por lo general cuando están cortando la goma) y renegando (recógeme, déjame en el suelo, dame eso, y luego tira el objeto hacia usted).

Fiebre:

Lo primero que la mayoría de los padres suele hacer es darles pastillas (antipiréticos), suelen ser medicamentos que tratan la fiebre de una forma sintomática, sin actuar sobre su causa. Ejemplos comunes son el ácido acetilsalicílico, la dipirona, paracetamol, Tylenol y el ibuprofeno. Tratar de bajar la temperatura poco a poco "artificialmente" no es generalmente una opción segura, ya que hay una conexión entre el uso de antipiréticos y el riesgo de asma, rino conjuntivitis, eccema y autismo.

Ni siquiera recomiendo la homeopatía para la fiebre, pero puede ser útil si otros síntomas también están presentes. Yo personalmente cuando mi hijo tiene temperatura alta le doy

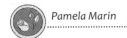

BELLADONNA. Los remedios más utilizados para las fiebres de los niños son el "ABC" de la homeopatía.

Belladonna y *Chamomilla,* son recomendables. Las dosis recomendadas son **dos gránulos por toma en niños de uno a cinco años y tres de seis a 12 años**. Si el niño no mejora en 48 horas es preciso consultar a un médico. (Recuerden siempre consultar con su médico)

Hyland's es muy recomendada para bebes y niños. Se disuelven fácilmente y son seguros (recuerden siempre consultar con su pediatra-homeópata)

CAPÍTULO 10

La Homeopatía y El Embarazo

El embarazo es un momento de transformación. El objetivo de la homeopatía es lograr balance y equilibrio. Los remedios homeopáticos pueden ser utilizados de manera segura durante el embarazo. Si el embarazo está progresando con muy pocas complicaciones, la madre puede necesitar solo tres a cinco remedios durante su gestación de nueve meses.

Árnica y **Pulsatilla** son los dos remedios para tomar en cuenta. Otros pueden ser utilizados según sea necesario. (Preguntar a su homeópata)

La homeopatía ha sido usada para tratar con seguridad a las mujeres embarazadas los últimos 200 años.

Si está embarazada, o con la esperanza de muy pronto ser mama, ahora es el momento de:
- Hablar con su médico, si está tomando medicamentos.
- Ver un homeópata, si con frecuencia se siente mal o tiene una enfermedad crónica.
- Evitar el uso de antibióticos.
- Si usted tiene una lesión o enfermedad menor trate de usar los remedios homeopáticos.
- Inscríbase gratis a la guía de homeopatía en el embarazo.

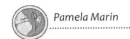
Cambiar la dieta es probablemente la cosa más importante que usted puede hacer, evitará así posibles infecciones por hongos, y así tendrá un gran embarazo y un bebé sano:

- Deje de comer alimentos procesados y bebidas azucaradas. Ej. Coca-Cola.
- Coma lo más que pueda comida orgánica.
- Haga su propio jugo verde orgánico en casa y beba de inmediato.
- Tome agua embotellada o de filtro.

Durante y después del nacimiento:

La homeopatía puede estar presente en el trabajo de parto. Los obstetras que ayudan a sus parturientas con homeopatía pueden comprobar los beneficios que ejerce en la contractilidad uterina. Logra que ese momento culminante sea más rápido y mejor tolerado.

Durante el post-parto son frecuentes las depresiones anímicas. Enfrentarse a los cambios que implica la responsabilidad de una nueva vida, más los requerimientos del bebé, el sueño atrasado, la lactancia, el reacomodamiento hormonal y la lucha por perder peso, pueden generar sentimientos de angustia, impotencia o desvalimiento, que no sólo afectan a la mamá, sino que también perjudicarán a su hijo. Aquí es cuando la homeopatía empieza a trabajar y ayuda a que no suframos efectos adversos.

En definitiva, los partos tratados con homeopatía son, en general, más rápidos. Por lo que se viven con menor sensación de miedo por parte de la madre, lo que contribuye a reforzar el vínculo afectivo madre-hijo.

Curación después del nacimiento:

Después del nacimiento, puede utilizar los remedios homeopáticos también para acelerar la curación para usted y el bebé.

Aconite: para el shock tras el miedo a la intensidad del nacimiento, en ti mismo, tu pareja y/o su bebé (especialmente si fue un parto rápido)

Árnica: para aliviar el dolor, moretones y dolores. También puede servir para los bebés que tengan moretones (por un parto prolongado que fue con fórceps)

Bellis perennis: si usted tuvo un parto por cesárea, o todavía tiene mucho dolor después de tres días de un parto vaginal (y ya tomaste árnica), esto puede ayudar con los moretones y dolores musculares, y también puede ayudar si los pies y las piernas están todavía hinchados.

Kali phos: para el agotamiento mental después del parto, con dolor de cabeza y cansancio. Sobre todo en el primer día o día dos después del nacimiento.

Pulsatilla: postnatales "blues", especialmente cuando empiezas a producir leche. Usted se siente totalmente miserable y se echa a llorar por cualquier cosa.

Carbo Veg: puede ser útil si el bebé fue privado de oxígeno, por alguna razón durante el nacimiento, como haber quedado en el canal del parto demasiado tiempo. Después de que las parteras o médicos hayan terminado, estos bebés pueden tener todavía la cara azul y pueden contraer ictericia, pero éste remedio puede ayudar a estos niños a recuperarse más rápido.

CAPÍTULO 11

Beneficios de una dieta orgánica durante y después del embarazo

La buena alimentación durante el embarazo es lo más importante. Así que si usted normalmente no come alimentos orgánicos, de preferencia haga un cambio durante su embarazo. Cuando supe la noticia de que sería madre primeriza, mi mayor preocupación fue la alimentación. Como buena mexicana que soy, no podía dejar las tortillas, el picante, los tostilocos, los tacos, las palomitas, y lo más fatal, la soda (ahhhh... ¡Asco!) Es cuando dije: ¡Basta Pamela! Mi bebé no tiene por qué recibir comida chatarra que no le brindará nada bueno. Voy a crear una personita nueva en el universo, en mi vientre y hay que hacer lo mejor posible. Es cuando empecé a cambiar mi manera de seleccionar los alimentos.

Hace 2500 años Hipócrates dijo "que tu alimento sea tu única medicina". Una frase que revela claramente que tan importante es lo que comemos para mantener un cuerpo sano. Nada nuevo si pensamos que hace miles de años ya estaba establecido que la mejor forma de conservar la salud consistía en una dieta sana y en un colon limpio, premisa que está cobrando cada día más adeptos: cualquier persona puede recuperar la salud desintoxicando y fortaleciendo

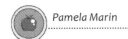
las células sanas, de manera que sea el propio organismo el que se cure a sí mismo.

Durante el embarazo, muchas mujeres se interesan en los alimentos orgánicos. Los alimentos orgánicos contienen menos pesticidas, herbicidas, hormonas y antibióticos, lo cual es mejor para usted y su bebé. Elija alimentos que se sabe que contienen menos residuos de plaguicidas o se etiqueten "orgánico".

A veces, los alimentos orgánicos pueden ser más caros, pero tenga en cuenta que es una inversión en la salud de usted y su bebé.

Por supuesto, hay una serie de cosas que usted puede hacer y lo mejor es seguir una dieta orgánica. Esta le ofrece la seguridad de no contener productos químicos y es más rica en vitaminas y minerales que su equivalente no orgánica, ya que los productos son cultivados en campos orgánicos donde el suelo es rico en nutrientes naturales, lo cual mejora su perfil nutricional.

Otros alimentos son generalmente cargados con productos químicos y toxinas que pueden afectar su salud, y la de su bebé. Por lo tanto, se debe evitar la comida tradicional tanto como sea posible cuando usted está tratando de concebir e incluso durante el embarazo.

Alimentos Convencionales:

Son perjudiciales debido a que contienen herbicidas y otros productos químicos que pueden atravesar fácilmente la placenta y dañar a su hijo. Si están demasiado cargados de químicos, pueden obstaculizar sus posibilidades de quedar embarazada, todo junto causa una serie de problemas reproductivos, así como problemas de desarrollo. Ha habido incidentes en los que éste tipo de alimentos dieron lugar a cáncer. Como usted sabe, el cáncer afecta la fertilidad de manera adversa.

¿Qué es Monsanto?

Es posible que nunca haya oído hablar de la empresa Monsanto, pero, sin duda, todos hemos sido víctimas de sus productos. Monsanto es una compañía en St. Louis, Missouri, que, en definitiva, tiene la misión de aumentar la producción de alimentos en las granjas. Aunque esto suene como una noble misión, simplemente **NO LO ES.**

Monsanto puede argumentar que están ayudando a los agricultores a producir cultivos más grandes utilizando menos recursos y tomándose menos tiempo para hacerlo. Sin embargo, lo que no explican es cómo se están comprometiendo al terminar el producto alimenticio que nos vamos a comer, además de provocar un daño irreparable a los animales, y las tierras de los campesinos de los alrededores.

Trigo y Canola, Alfalfa y Algodón, Monsanto tiene una semilla genéticamente modificada de casi cualquier tipo que usted (o un granjero) quiera.

Carne Convencional:

También debe evitar la carne convencional, ya que la mayoría contiene hormonas perjudiciales. Ha habido casos en que las niñas han llegado a la pubertad temprana debido al consumo de dicha carne, que está cargada de hormonas. Por lo tanto, es muy importante asegurarse de que usted coma alimentos orgánicos cuando usted está tratando de concebir e incluso durante el embarazo con el fin de mantenerse sano y salvo.

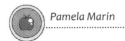

Hormonas Artificiales:

Recuerde que la concepción se basa en los niveles hormonales de muchas maneras. Las hormonas juegan un papel muy importante a la hora de concebir y si usted consume productos lácteos y carne cargada de hormonas artificiales, estas hormonas interfieren con las hormonas en su cuerpo y pueden destruir el reglamento.

Los alimentos orgánicos:

Los alimentos orgánicos no tendrán efecto inmediato. Se tarda unos pocos meses para que su cuerpo esté limpio y libre de toda toxina. Los alimentos orgánicos son caros. Sin embargo, vale la pena el precio por la cantidad de beneficios que aporta. En pocos meses notará la diferencia y su cuerpo será completamente desintoxicado.

Ahora vamos hacer un plan de comidas orgánicas para embarazadas. Que yo llamo:

***"El plan alimenticio de mi bebe orgánico"*:**

Uno de los mitos que existen es que la mujer embarazada debe comer por dos. Esto no tiene nada de cierto, ya que lo importante no es la cantidad, sino la calidad de lo que come.

Haz un plan:

Haz cambios sencillos, como añadir a tu refrigerador frutas y verduras orgánicas.

Edúcate:

Conoce la diferencia entre convencional y orgánico. Conoce la diferencia entre carbohidratos buenos y malos. Presta atención a las etiquetas de tu comida.

Bebidas:

Tomar ¡Mucha agua! Beber de vidrio, no de plástico siempre que sea posible.

Busca los colores bonitos:

Las frutas y verduras con los colores más fuertes y profundos contienen una más alta concentración de vitaminas, minerales y antioxidantes.

No te olvides de las nueces:

Las nueces son dieta mediterránea: ricas en ácidos poliinsaturados y omega 3.

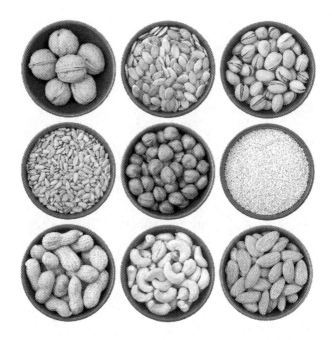

Aquí les comparto ejemplos de planes alimenticios orgánicos:

Menú para mamás que trabajan mucho:
Desayuno:
½ Bagel
Yogurt orgánico
½ jugo de naranja (o leche) orgánico

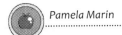

Snack:

Manzana con peanut butter (opcional) orgánico o queso y galletas.

Lunch:

Ensalada (con huevo y jamón)

Cena:

Pescado o pollo acompañado con verduras.

Menú con un poco de cocina:

Desayuno:

Cereal de fibra (avena)

Leche orgánica

Fruta fresca

Snack:

Cottage Cheese

Lunch:

Ensalada de huevo en una rebanada de trigo entero

Un vaso de leche

Snack:

Cacahuates

Cena:

Sopa de verduras

Carne con espárragos

Menú para mamás que les gusta cocinar:

Desayuno:

Huevos hervidos

Una barra de pan integral

Leche

Fruta

Almuerzo:

Pollo al horno o a la parrilla

Cottage cheese

Agua

Merienda:

Yogurt

Cena:

Ensalada grande con la carne (atún, pollo, o camarones a la parrilla)

* Una recomendación orgánica es dejar de usar sartenes de teflón, que pueden causar cáncer. Una alternativa es de vidrio y acero inoxidable.

Top 10 de comidas súper poderosas:

Estos alimentos tienen nutrientes especialmente importantes para las mujeres embarazadas y lactantes:

- Yogurt: probióticos
- Verduras de hoja verde oscuro: fibra, vitaminas y ácido fólico.
- Huevos: vitamina A. hierro, y proteínas.
- Pescado: Omega-3 (Salmon, Sardinas, anchoas) no más de 12 onzas (2 porciones) de pescado bajo en mercurio por semana.
- Cordero: vitamina B12, hierro y zinc.
- Los berries: antioxidantes y fibra.
- Patatas dulces: la vitamina A y E
- Aguacates: potasio, ácido fólico, vitamina C, luteína y grasa.
- Legumbres: proteína, fibra, hierro, ácido fólico, magnesio y zinc.

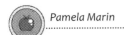

- Nueces: fibra, vitamina E y magnesio.

Después del embarazo: 10 MANERAS DE ALCALINIZAR TU CUERPO.

Cuando hablamos de un cuerpo alcalinizado nos referimos a los cambios en el pH del organismo. El Dr. Robert Young ha acuñado el término y ha dedicado años a estudiar los efectos que el nivel de pH del cuerpo tiene en sus células. Al igual que tu cuerpo necesita para mantenerse, una temperatura específica, también debe mantener un pH que es ligeramente superior a 7, que significa que es ligeramente alcalino.

Cuando te quites las toxinas ácidas de tu cuerpo, podrás: Generar una rápida eliminación de grasa que resulta en la pérdida de peso y aumento del músculo, cuidar tu piel y que ésta brille, disfrutar de la energía máxima durante todo el día, todos los días.

Cómo hacerlo:

1. Comienza el día con un vaso grande de agua con el jugo de un limón entero, recién exprimido. Si bien pueden parecer limones ácidos, tienen el efecto opuesto sobre el cuerpo, ya que alcalinizan.

2. Come una ensalada verde grande con el jugo de limón y aceite de oliva. Los alimentos verdes son algunas de las mejores fuentes de minerales alcalinos, como el calcio.

3. Come almendras crudas, sin sal. Las almendras naturales están llenas de minerales alcalinos como el calcio y el magnesio, que ayudan a equilibrar la acidez, mientras mantiene el equilibrio de azúcar en sangre.

4. Toma leche de almendras, espirulina, clorofila, y otros jugos de verduras.

5. Haz ejercicio (Una vez que ya te sientas recuperada tras el parto) El ejercicio ayuda a mover los productos ácidos de desecho para que tu cuerpo pueda acabar con ellos.

6. Respira profundamente. Lo ideal es elegir un lugar que tenga un aire fresco, rico en oxígeno.

7. No comas carne por un día, o más si así lo deseas. La opción de erradicar completa o parcialmente la carne de tu dieta es una opción saludable y en cierta medida un acto de conciencia.

8. Evita los postres azucarados y gaseosas. El azúcar es uno de los alimentos que consumimos con más ácidos. Necesitas más de 30 vasos de agua neutra sólo para neutralizar la acidez de una lata de gaseosa.

9. Agrega más verduras a tu dieta. Los espárragos, calabacines, pimientos y otras hortalizas también son excelentes opciones.

10. Añade brotes a tu dieta diaria. Son muy alcalinizantes y contienen los nutrientes y las enzimas que incrementan la energía.

¡Suerte! Volverás a quedar como una Barbie.

CAPÍTULO 12

¿Necesita mi bebé alimentos Orgánicos?

Comer saludable antes, durante y después del embarazo forma parte de los mismos principios alimenticios saludables recomendados para todos, en especial para el bebé.

La elección de los alimentos que se introduce a un bebé es decisión de sus padres. Todos queremos lo mejor para nuestro bebé, especialmente cuando se trata de comida. Y para la mayoría de los padres, esto significa alimentos que son frescos y con nutrientes óptimos. Es por eso que algunos padres optan por alimentar a su bebe a alimentos orgánicos. A pesar de que el mercado de productos orgánicos se ha incrementado significativamente en los últimos años, muchos todavía se preguntan si la diferencia entre los alimentos orgánicos y los convencionales es realmente tan importante para la salud, y si los productos orgánicos realmente valen la pena el dinero extra. La respuesta clara a estas preguntas es ¡sí!

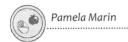

¿Qué es comida orgánica?

Los alimentos orgánicos son alimentos naturales, no modificados genéticamente (ADN no modificado) y no usan aditivos artificiales.

¿Por qué elegir la comida orgánica en lugar de los alimentos convencionales?

Para algunos padres, la elección de alimentar a su bebe orgánico generalmente se basa en el conocimiento de los alimentos orgánicos, su estilo de vida actual, y cómo hay que estar más informados y más educados en el tema.

Una buena razón para elegir la comida orgánica sobre la convencional, es el uso de pesticidas en los productos agrícolas convencionales, como frutas, verduras y granos. Esto es especialmente importante para los bebés y los niños, ya que todavía se están desarrollando y tienden a ser limitados en los alimentos que comen.

Las investigaciones muestran que los pesticidas están relacionados con todo tipo de problemas de salud, por ejemplo el cáncer, el asma, la reducción de la fertilidad, alergias, y trastornos de comportamiento y de aprendizaje. Los efectos sobre el bebé no se notarán hasta mucho más adelante.

Si yo no alimento a mi bebe con alimentos orgánicos, ¿Importa más adelante?

Lo que es importante es alimentar a su bebé con una variedad de alimentos frescos y saludables que le ayuden a desarrollar hábitos alimenticios saludables desde el principio. El impacto de no incluir fruta fresca y verduras en la dieta de un bebé tendrá un impacto mucho más negativo que la cantidad de pesticidas encontrados, según la Academia Americana de Pediatría.

* Consejos importantes al seleccionar los productos para alimentar a su bebé:

- Cuando compres alimentos orgánicos asegúrate que tenga el sello de certificación.

- Descubra cuáles son los alimentos con Omega-3 (Pescados, Salmón, atún, verduras de hoja verde oscuro, y las nueces) son buena fuente de ácidos grasos omega-3

*Los Omega-3 son cruciales para el desarrollo y la salud del cerebro, el corazón, el sistema nervioso, los tejidos, la piel y el sistema inmunológico.

- Comer un arco iris. Un plato colorido de moradas, azules, rojo, naranjas, amarillos y verdes nutre a los cuerpos jóvenes con los efectos positivos de fitonutrientes, como los flavonoides y clorofila. Elija frutas de colores brillantes y verduras como mango, zanahorias, ciruelas, berenjenas, uvas, sandia, calabaza y verduras de hojas verdes.

- **No seleccione fritangas que contengan grasas.** Evite los bocadillos y postres con grasas hidrogenadas, la cual se agregan a muchos alimentos convencionales procesados dirigidos a los niños.

- Las primeras comidas deben ser fáciles de asimilar y rica en nutrientes. Algunas opciones frescas y sencillas son el puré de plátano maduro o el aguacate. Como también puré de manzanas o peras **sin** azúcar. De verduras las patatas dulces y calabaza debido a su alto contenido de nutrientes y sabor dulce.

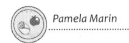

Precauciones durante el primer año:

- Tenga cuidado con las nueces y huevos, que son los principales en causar reacciones alérgicas.
- Soya, lácteos, cítricos, mariscos y el trigo.
- Algunos niños son sensibles a los tomates, el chocolate y las fresas. (Oliver, cuando le di por primera vez tomate, se le puso la cara Roja, Roja) así que no a todos los niños les caen bien ciertos alimentos.
- Si la alimentación del bebé es hecha en casa (especialmente con productos no orgánicos) evitar las zanahorias, el apio, y las espinacas hasta los cuatro años, debido a su alto contenido de nitrato.
- Algunos peces, incluyendo tiburones, el pez espada, caballa y el atún, pueden tener un alto contenido de mercurio y no se recomiendan para los bebés.
- La miel no se debe de dar a los bebes menores de un año de edad.
- La grasa dietética es esencial para el desarrollo del cerebro y el sistema inmunológico. Los bebés necesitan significativamente **más** grasa que los adultos.

¿Cómo elegir la mejor fórmula infantil Orgánica?

No hay nada más importante que la lactancia materna.

Conocida como calostro, la primera leche materna que sale, es muy rica en nutrientes y anticuerpos para proteger a su bebé. Aunque su bebé solo recibe una pequeña cantidad de calostro en cada comida, es exacta la cantidad que puede contener su pequeño estómago. Luego, después de allí la leche va cambiando. Conforme su bebé crece. El calostro cambia y se convierte en leche materna.

La leche materna es más fácil de digerir que la formula. Las proteínas en la formula están hechas de leche de vaca y les toma tiempo a los bebés para adaptarse a digerirlos.

La lactancia materna puede ser difícil a veces, especialmente en los primeros días.

Pero ¿Qué pasa si no puedo dar pecho? ¿Qué pasa si pude dar el pecho sólo por 2-3 meses? ¿Ahora qué hago? Me opere los senos ¿Podré amamantar?

Muchas preguntas se nos vienen a la mente. Todo este tipo de preguntas, que nos preocupan como madres especialmente primerizas. Lo primero que debes recordar es que no estás sola.

Hay asesores en lactancia que están entrenados para ayudarte a encontrar maneras de hacer que la lactancia funcione para usted. Pero si de plano ni los asesores en lactancia pueden ayudarte. Y si usted no puede amamantar y todavía quiere dar a su bebé la leche materna, el mejor y único lugar seguro es un banco de leche humana. Nunca se debe alimentar a su bebé con leche materna que se obtiene directamente de otra mujer o a través de Internet. Para eso están los bancos de leche humana. Ellos toman muchas medida para garantizar que la leche es segura. (Yo en lo personal nunca recurrí a un banco de estos, me dio un poco de asco. Pero es decisión personal de la madre.)

Los desafíos de la lactancia materna continuaron para mí hasta que Oliver cumplió 3 meses. Yo traté hasta lo imposible para no darle fórmula. Pero fue por demás. Sufrí mucho al igual que él. Yo ya no estaba produciendo leche y Oliver cada vez tenia más hambre. Era una situación desesperante y estresante a la vez.

Gracias a Dios tengo la dicha de tener a mi pediatra y homeópata. Y les conté mi situación a los dos de cómo me sentía. Recuerdo

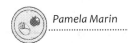

que lloré y lloré de la desesperación. Hasta que ambos doctores me dijeron: ¡No pasa nada! no eres la única mamá que no puede amamantar. Ve al supermercado y compra "Similac" o una que diga "fácil de digerir (no gases)". Esto me lo dijo un pediatra. Como todos sabemos, ellos estudian una medicina de acuerdo a lo que dice el libro, ellos no buscan alternativas. Por el otro lado, el homeópata me sugirió alternativas como la leche de cabra y prepararla con aceite de coco, molases, prebióticos, y azúcar turbinado. Esta fórmula hecha en casa me fue de maravilla y le cayó súper bien a Oliver. Sin embargo esta leche no contiene todos los ingredientes necesarios para el desarrollo del bebé entonces por las mañanas le daba leche de cabra y por las noches la formula fácil de preparar (Earth's Best Organic Infant formula). Esta leche le ha sido de maravilla a Oliver, no se me a estreñido, es fácil de digerir, cumple con todos los requisitos de la FDA para la nutrición infantil, contiene 2 veces el DHA que se encuentra normalmente en fórmulas orgánicas, contiene hierro fortificado, no contiene antibióticos, esteroides, pesticidas o herbicidas.

La fórmula de bebé orgánica es la mejor opción cuando usted no puede amamantar. Al elegir orgánica por sobre convencional, evitas el crecimiento de hormonas de crecimiento y antibióticos, pesticidas, fertilizantes y esteroides en la fórmula de su bebé.

Estas son algunas de las opciones o decisiones que le ayudarán a seleccionar la fórmula de bebé orgánico:

1. ¿Es orgánica?

La fórmula convencional contiene organismos modificados genéticamente, rastros de pesticidas, leche contaminada con antibióticos y hormonas de crecimiento, y aceites que se extrajeron con hexano.

Las fórmulas orgánicas aun así puede tener muchos ingredientes asquerosos, pero las formulas convencionales son peores.

2. ¿Todas están hechas en base a leche?

Debido a que es tan diferente a la leche materna, la fórmula de soya generalmente se recomienda sólo por los médicos si el bebé sufre de intolerancia a los lácteos. Fórmula de soya también contiene altos niveles de estrógenos derivados de plantas (Fito estrógenos). La recomendación típica de un médico convencional, en este caso es dar al bebé una formula a base de soya como Isomil o Prosobee.

Los principales problemas con las fórmula de soya son tres: Inhibidores de la tripsina, acido fítico y lo peor de todo: los fito estrógenos.

Ojo!!!

Un grave error que estamos cometiendo las que tenemos hijos varones, es que es más prejudicial la leche de soja en varones que mujeres.

Esta "oleada de testosterona" prepara el sistema hormonal del bebé para la pubertad, tanto en el desarrollo normal de los órganos sexuales y también los patrones de comportamiento de los hombres.

El Comité de Nutrición de la Academia Americana de Pediatría no recomienda el uso de fórmulas a base de proteínas de soja para el tratamiento del cólico de forma rutinaria. El argumento en contra de este tipo de preparados es que no han demostrado beneficios claros en la prevención o la gestión del cólico. Además, los niños con alergia a la leche de vaca son más propensos a desarrollar alergia a la proteína de la soja. Del mismo modo, el consumo por parte de la madre de bebidas de soja es cuestionable

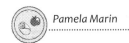

por el riesgo de desarrollo de alergias a las proteínas de soja, en particular, en bebés diagnosticados con alergias a la caseína.

Según un informe realizado por Claire McCarthy, de la escuela de medicina de Harvard, son muy pocos los bebés que se benefician de la fórmula se soya. La fórmula se soya es el alimento más peligroso que usted le puede dar a su bebé.

Ingredientes que tenemos que evitar:

Además de obtener las respuestas a las preguntas anteriores, usted querrá asegurarse de que la fórmula que usted elija sea libre de dos ingredientes comunes:

1. El aceite de palma. La leche materna contiene ácido palmítico, así que muchas fórmulas contienen aceite de palma para tratar de replicar este nutriente. Desafortunadamente, el aceite de palma no es absorbido correctamente por los niños y los bebés.
2. Carragenina. Usted encontrará este aditivo en un montón de cosas en su tienda de alimentos saludables, y la fórmula infantil no es la excepción. Carragenina ayuda a estabilizar la formula líquida, pero numerosos estudios en animales sugieren que conduce a la inflamación intestinal y a tumores y colon. La Unión Europea ha prohibido el uso de carragenina en todos los preparados para lactantes, pero en los Estados Unidos todavía aparece en ambas variedades, convencionales y orgánicos.

¿Qué debo hacer ahora?

Si usted va a comprar fórmula, su mejor opción es Baby'S Only Organic Fórmula (hecha por Nature's one). Baby's Only, utiliza un método que no contiene hexano para extraer su DHA y ARA, que es aprobado por la FDA (es un proceso de agua sobre las proteinas de huevo).

La segunda opción, que es la que yo le doy a Oliver actualmente, es Earth Best Organic Fórmula (color rojo).

Con esta, Oliver nunca se me estriñó ni nada.

Estas dos fórmulas que acabo de mencionar son americanas, por lo tanto si vives en México DF puedes encontrarlas Online www.earthbest.com o en Walmart.

CAPITULO 13

BPA FREE: ¿Qué es el BPA?

BPA significa bis fenol A. Es un producto químico industrial que se ha utilizado para hacer ciertos plásticos desde la década de 1960.

BPA se encuentra en los plásticos de policarbonato y resinas epoxi. Plásticos de policarbonato se utilizan en los contenedores que almacenan los alimentos y bebidas, como botellas de agua. También pueden ser utilizados en otros bienes de consumo.

Algunas investigaciones han demostrado que el BPA puede filtrarse en los alimentos o bebidas de los contenedores que están hechos con BPA. La exposición al BPA es una preocupación debido a los posibles efectos sobre la salud del cerebro, la conducta y la glándula prostática de los fetos, los bebés y los niños.

¿Cómo afecta el BPA nuestro cuerpo?
- Los niveles hormonales
- Cerebro y problemas de conducta: Después de una revisión de la evidencia, el Programa Nacional de Toxicología de la FDA expresó su preocupación por los posibles efectos del BPA en el cerebro y el comportamiento de los bebés y niños pequeños.

- **Cáncer.** Algunos estudios en animales han demostrado una posible relación entre la exposición al BPA y un aumento en el riesgo posterior de cáncer.
- El aumento de riesgo para los niños. Algunos estudios sugieren que los posibles efectos de BPA podrían ser más pronunciados en los lactantes y niños pequeños.

Yo, en lo personal, uso todo libre de BPA tanto para la casa como para Oliver.

Para comprar biberones libres de BPA te debes fijar que diga "BPA FREE" o "Libre de BPA". Eso quiere decir que está **aprobado** para comprar.

Para mí, la favorita es **Born Free,** me encanta esa marca de biberones. Las botellas chicas las uso para el agua y las botellas grandes para la leche. Ya tengo más de 8 meses que abandoné todo los biberones de plástico, ahora estoy a favor de las botellas de vidrio resistentes, con pezones de silicona de Born Free.

Yo sólo uso de vidrio para Oliver. A menudo calientas la botella antes de alimentarlo y sabemos que el calor y el plástico es una mala combinación. Vienen en dos tamaños (5 y 9 onzas) y ahora ofrecen una funda de silicona para mejorar el agarre de su bebé (aunque nunca ha sido un problema para nosotros.)

Los fundamentos básicos del biberón:

Hay miles de biberones y chupones en la tienda, pero nunca sabes cuál es el correcto. Es bueno saber que las botellas tienden a diferenciarse de cuatro maneras:

1. **Chupones:**

   Vienen en diferente niveles. Puedes elegir el material: silicona (firme), o látex (más suave y no dura mucho)

2. **Forma:**

   Algunos son rectos, otros redondos o amplios. Una botella con cuello más amplio es más fácil de limpiar.

3. **Contra cólicos:**

   Nadie sabe realmente qué causa el cólico, pero las botellas con tapas anguladas y características especiales de ventilación pueden limitar la cantidad de aire que el bebé toma.

4. **¿De qué material están hechos?**

   Libres de BPA, el vidrio y el acero inoxidable son buenas opciones si usted está buscando una botella ecológica.

*Otro de los productos fundamentales, son los chupetes y mordedores:

Born Free: BPA-Free chupetes para uso durante el día y noche.
Playtex: Ortho-pro chupetes, playtex "Binky" (son de silicona)
Evenflo: mimi soft touch, vizion, y l luzion.

Si estás en busca de un chupete hecho de materiales 100% naturales, entonces el caucho (rubber) es el indicado. Hay varios chupetes de caucho diferentes en el mercado en todo tipo de formas y tamaños.

100% Naturales

* Natursutten chupete, hecho en Italia. Están libres de alérgenos, colorantes artificiales y parabenos.
* Eco- chupetes
* Hevea- chupetes
* Ummy chupetes (hechos en Europa) son libres de BPA, parabenos, colorantes artificiales y químicos suavizantes.

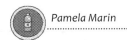

Platos para bebés, recipientes y utensilios:

Muchos de los platos de plástico del bebé están hechos de policarbonato plástico, que contiene BPA. El BPA puede filtrarse en los alimentos y líquidos que entran en contacto con el cuerpo del bebé. Aunque el nivel de BPA que se encuentra en platos, recipientes y utensilios se considera seguro por los E.E.UU., actualmente en el supermercado se encuentran un buen número de compañías que ofrecen platos libres de BPA **"BPA FREE"**. También los puedes ordenar por Internet.

Yo en lo personal visito mucho las páginas www.babyearth.com y www.earthbest.com Estas dos compañías ofrecen variedad de productos libres de químicos para nuestros bebés.

Tip: Recuerde visitar con frecuencia los sitios para leer actualizaciones sobre el BPA y sus reemplazos.

Productos con BPA:

Productos que usted ni se imagina contienen BPA.

Por ejemplo:

- Los frascos de comida para bebe, leche maternizada liquida y chupetes.
- Vasos, platos, utensilios de plástico
- Las botellas de agua
- Los alimentos enlatados
- Los empastes dentales (no metal)
- Electrónica, CDS y DVDS, lentes, equipos médicos.

Cómo prevenir el BPA:

Revise el número de reciclado. Evite los plásticos con los números de reciclaje 3, 6 o 7. El numero 7 puede contener BPA, el 3 puede contener ftalatos y el 6 puede contener estireno.

Utilice sólo recipientes codificados **4, 5, 1 y 2,** todos los demás son malos para usted.

¿Usted sabe qué significa cada número en los símbolos de plásticos reciclados? Más información:

Numero #1: PET o PETE (polyethylene terephthalate)

Se encuentra en: refrescos, agua y botellas de cerveza; botellas de enjuague bucal; envases de mantequilla de maní; contenedores de salsas para ensaladas y aceites vegetales; bandejas de comida para horno.

Numero #2: HDPE (high density polyethylene)

Se encuentra en: envases de leche, botellas de jugo; lejía, detergente y botellas de limpiador para el hogar; botellas de shampoo; bolsas de la compras; botellas de aceite de motor; mantequilla, yogurt, bañeras; capas protectoras de los cereales.

Numero #3: V (Vinyl) o **PVC**

Se encuentra en: Limpiador de ventanas y botellas de detergente, botellas de shampoo, botellas de aceite de cocina, envases de alimentos, revestimiento de cables, equipos médicos, revestimientos, ventanas, tuberías.

Numero #4: LDPE (low density polyethylene)

Se encuentra en: biberones flexibles, pan, alimentos congelados, limpieza en seco y bolsas de la compra, bolsas de asas, prendas de vestir, muebles, alfombras.

Numero #5: PP (polypropylene)

Se encuentra en: algunos envases de yogurt, botellas de jarabe, botellas de kétchup, tapas, popotes, botellas de medicina.

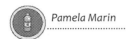
Numero #6: PS (polystyrene)

Se encuentra en: platos y vasos desechables, bandejas de carne, cajas de huevos, envases de Carry-Out, botellas de aspirina, cajas discos compactos.

Numero #7: Miscellaneous

Se encuentra en: botellas de tres y cinco galones de agua, materiales "a prueba de balas", gafas de sol, DVDs, iPod y cajas de ordenadores, rótulos y expositores, ciertos envases de alimentos, nylon.

Ahora que sabe la importancia de por qué usar más vidrio que plástico en su cocina, y si tiene dificultad para librar su cocina enteramente de todos los productos de plástico, eliminar y reducir su exposición al BPA y otros productos químicos nocivos, lo que puede hacer es lavar bien todos los plásticos con jabón suave y agua con la mano, y descartar cualquier producto de plástico que se torne de color turbio o esté muy rayado.

Aviso importante:

Nunca ponga las sobras de comida y otros alimentos en cualquier recipiente de plástico sobre el microondas. El proceso de microondas causa la rotura de BPA y otros productos químicos y contaminan los alimentos, lo que puede conducir a problemas de salud.

CAPITULO 14

MEDICINA ALTERNATIVA:
Yoga para madres y bebés.

El yoga es muy útil para una variedad de trastornos médicos y enfermedades. Es tan útil que a menudo es prescripto o recomendado a los pacientes por los médicos tradicionales.

El embarazo es uno de los momentos en que el yoga puede ser más útil.

Las típicas posturas de yoga no se pueden usar durante el embarazo, por esta razón, el yoga prenatal está diseñado para trabajar con las necesidades del cuerpo de una mujer embarazada. Puede beneficiar tanto a la madre como al bebé.

A lo largo de las 40 semanas de gestación, el cuerpo toma un viaje increíble para apoyar, alimentar y desarrollar el crecimiento del bebé.

El yoga prenatal es una forma suave para hacer que usted permanezca relajado en su mente y activo y flexible en su cuerpo.

-**Primer trimestre del embarazo:** es el más difícil. Es cuando se empieza a sentir cansancio, náuseas. Su nuevo bebé está empezando a establecer sus bases en el útero. Se produce el

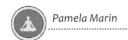

cambio de una sola célula embrionaria a un feto en desarrollo. Por esta razón es que se siente mucho cansancio.

-**Segundo trimestre del embarazo:** entrando en este trimestre es posible que tenga un nuevo cambio en su energía. Esperamos que cualquier síntoma de náusea, mareos, y cansancio hayan disminuido. Aquí es cuando se empieza a practicar las poses como "guerrero" (guarir 2) en el yoga prenatal. Usted puede empezar a formar sentimientos de fuerza, resistencia y coraje, a medida que comience a prepararse física y mentalmente para el viaje final de su embarazo y el nacimiento de su bebé.

-**En el tercer trimestre:** motívese a buscar maneras de conservar su energía y buscar tiempo para descansar y revivir. Es importante volver a una práctica más consciente de la meditación, la visualización y el pensamiento positivo. Al enfocarse en la respiración, en estrategias para aliviar el malestar de aprendizaje, y afirmando el pensamiento positivo puedes traer la paciencia, la aceptación y la fe y cultivar una actitud positiva hacia el trabajo y el nacimiento. Enfócate y visualiza el nacimiento de tus sueños.

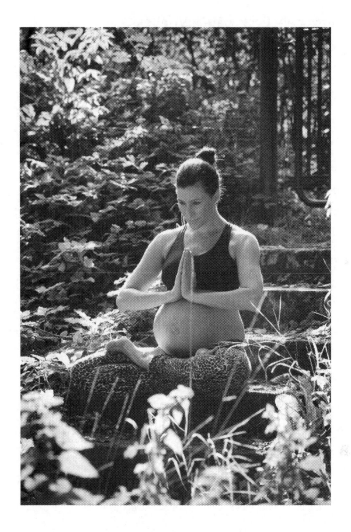

Yoga para bebes: ¿Es seguro?

Si. Puede que aún no caminan o hablen. Los niños pequeños y los bebés están haciendo yoga cada vez más. Hay muchos hoy en día que ofrecen clases para niños tan pequeños como de 6 meses de edad en adelante.

Los médicos dicen que el yoga, como cualquier movimiento, puede ser beneficioso para los bebés, pero los padres deben tomar las precauciones necesarias para hacerlo con seguridad.

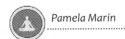
Algunos beneficios para los bebes:

Beneficios físicos:

*   Promueve más y mejor calidad de sueño. El bebé duerme mejor.
*   La mayoría de las clases son de corta duración, los bebés reciben el doble de actividad física, como si hubieran estado por horas practicando.

Fisiológico/ Desarrollo:

*   Todos los sistemas corporales son estimulados, incluyendo el sistema digestivo y nervioso.
*   Ayuda a aliviar los gases y cólicos.
*   Reduce la frustración de los bebes en la transición de un estado a otro.
*   La estimulación táctil se ha demostrado que contribuye al desarrollo del cerebro y el sistema nervioso.

Beneficios psicológicos:

El yoga para bebés ayuda a los padres y al bebé a conocerse mejor a través de medios de comunicación activos que son fáciles de aprender y practicar.

La interacción activa con los padres es la base para las futuras relaciones sociales positivas durante los primeros años y más allá.

Beneficios del Yoga en la escuela:

El Anti-bullying, la salud y el bienestar y la educación son temas comunes en las escuelas americanas hoy en día, todo se centra en la educación del niño en su totalidad, de la mente, cuerpo y espíritu. El Yoga, por naturaleza, apoya este aprendizaje.

Les ofrece a los estudiantes, maneras saludables de expresar y equilibrar sus emociones.

Promueve un estado más relajado, como debe ser. El estado perfecto para la enseñanza y el aprendizaje.

Ayuda a crear un ambiente de confianza y entusiasmo.

Alivia la ansiedad y la tensión.

Mejora la confianza y la autoestima.

Forma el respeto por uno mismo y por los demás.

Yoga en niños ya más grandecitos:

Las actividades diarias de los niños son mayormente jugar, correr, patinar y todo lo que signifique moverse. Pero también necesitan momentos de relajación y serenidad para descansar. Para ello se diseñó el Yoga. Así lograrás crear el hábito de relajarse en tu hijo, lo que le servirá para aflojar tensiones y reaccionar con calma ante cualquier situación estresante que se le presente.

Es muy importante que los niños aprendan a relajarse por sí mismos, entonces sabrán qué hacer cuando sientan angustia, estrés o ansiedad. O cuando estén nerviosos, enojados o simplemente de mal humor. Además una sesión de relajación puede ayudarlos a resolver una variedad de trastornos como el insomnio, inseguridad, la falta de concentración o memoria, timidez y hasta enfermedades como el asma y problemas estomacales.

Técnicas de relajación para niños:

- **Técnica de contracción-distensión:** Consiste en contraer un músculo o grupo de músculos durante unos segundos para luego distenderlos progresivamente. La contracción máxima permite una mejor relajación posterior.

- **Estiramiento y relajación:** Es similar al ejercicio anterior, consiste en estirar lo más posible una parte del cuerpo. Se mantiene la postura durante unos segundos, para luego aflojar suavemente. Es muy importante distender con

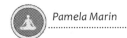
mucha suavidad y lentamente, sin golpes ni movimientos bruscos.

- **Caída:** Este método es quizás el que más divertido le resultará al niño. Se trata simplemente de dejar que la fuerza de la gravedad actúe sobre el cuerpo. Para esto se deja caer una parte del cuerpo luego de haberla levantado. Una vez que haya bajado completamente, debe sentir todo el peso sobre su cuerpo. Sintiendo cómo la gravedad lo empuja hacia abajo.

Consejos:

Es fundamental que quien le enseñe estos ejercicios al niño esté muy relajado. Cualquier rastro de estrés o intranquilidad puede transmitirse fácilmente a los niños. Se aconseja realizar uno mismo estos ejercicios antes de enseñárselos a los niños. Estos ejercicios son indicados para niños mayores de 5 años.

Se debe tener en cuenta las diferencias entre cada niño, no todos pueden relajarse con la misma facilidad, y nunca se lo debe obligar a realizar estos ejercicios, la relajación es una actividad voluntaria que no puede ser impuesta bajo ningún punto de vista.

Yoga para niños con hiperactividad:

El Yoga es una disciplina eficaz en niños con hiperactividad, ya que ayuda a desarrollar la conexión entre la mente y el cuerpo, brinda herramientas de autorregulación, siendo el único tratamiento no médico para la hiperactividad con amplio apoyo científico.

Entre las principales ventajas de practicar Yoga, se encuentra la coordinación y conciencia corporal, ya que las diferentes posturas hacen que el pequeño organice y controle sus movimientos. Además, aquéllas que requieren mantenerse en la misma posición sin moverse estimulan el cerebelo al ejercitar el equilibrio. Adicionalmente, tu hijo aprenderá a controlar su respiración, lo cual mejorará su bienestar en general.

Formas sencillas de ayudar a niños hiperactivos:

- **Practicar el contacto visual:** Esto permite ver si los niños están interesados y prestan atención. Podemos practicar el desplazamiento de la atención haciendo que el niño cambie la mirada entre dos o más adultos. Debemos buscar siempre que el niño mire a los ojos, para ver que realmente está atento a eso.

- **Escucha sus motivaciones:** Por difícil que parezca, resístete ante la tentación de corregirlo o darle respuesta. Además deberás ser respetuosa de sus ideas y dejar a un lado tus propias posturas y no intentar convencerlo de que piense igual que tú.

- **No lo juzgues:** Sin darle sermones, mejor hazle preguntas que le hagan reflexionar sobre todos los aspectos en cuestión. Siempre deberás dejar en claro que respetas sus gustos, aunque no los compartas.

- **Practicar la escucha:** El niño necesita escuchar con atención para conseguir lo que quiere y que aprenda a decir lo que piensa de forma ordenada y tranquila.

Para concluir: la meta es a lo que queremos llegar, el plan es cómo hacerlo. De esta forma, aprenderán que a veces se necesitan varios puntos y un montón de atención para lograr lo que quieren.

CAPITULO 15

MEDICINA ALTERNATIVA: Reflexología Infantil y reflexología en la maternidad como terapia preventiva.

Existen muchísimas terapias alternativas y complementarias que se están convirtiendo en tratamientos prevalecientes para los niños. Una de estas terapias es la **reflexología** (también llamada reflexoterapia). Es una técnica que opera estimulando puntos de partes concretas del cuerpo para mejorar la salud general del paciente y el flujo energético a lo largo del organismo.

La reflexología trabaja sobre ciertas zonas del organismo para mejorar la salud general. Estas zonas en niños por lo general son los dientes, la ansiedad, el asma y las alergias, el dolor crónico, la diarrea y el estreñimiento, presión arterial alta, dolores de cabeza por migraña, la zona pélvica, y problemas de la piel. Las cuales llevan el nombre de zonas de reflejo y que activan reacciones de tipo reflejo sobre partes del cuerpo que se encuentran afectadas por la enfermedad.

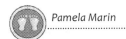
¿Pero cuál es el origen de la reflexología infantil?

Desde tiempos lejanos y en diversas culturas, se descubrió que dando masaje en ciertas zonas, se aliviaba el dolor del paciente. Los chinos y los egipcios (2000 años antes de cristo) descubrieron que todas las partes y los órganos del cuerpo tenían un punto reflejo en la planta de los pies y que, al estimular cada uno de estos puntos, se producía alivio.

La reflexología moderna nace esencialmente de los trabajos de principios del siglo XX llevados a cabo por dos americanos, los doctores William Fitzgerald y Eunice Ingham. Fue Fitzgerald quien propuso inicialmente este proceso. El Dr. William Fitzgerald (1872-1942) era cirujano de oído, nariz y garganta, y comenzó a enfocar la medicina desde un nuevo punto de vista. Fue el fundador de la **Terapia Zonal** (*Zone Therapy*), una forma inicial de reflexología que se fue desarrollando con los años.

Fitzgerald comprobó que ejerciendo presión en las puntas de los dedos de las manos y pies, determinadas zonas del cuerpo quedaban anestesiadas. En base a esta teoría Fitzgerald dividió el cuerpo en diez zonas iguales desde la cabeza hasta los dedos de los pies, y comprobó que aplicando presión en los dedos podía llevar a cabo cirugías pequeñas sin que los pacientes sintieran dolor. Por supuesto que estas eran ideas altamente controversiales para la época, y lo mismo ocurrió con las ideas de Eunice Ingham.

Clasificación de la reflexología:

La reflexología moderna continúa siendo altamente debatida. Si bien en los últimos treinta años esta terapia ganó credibilidad, lo cierto es que existe una importante resistencia a su aplicación en pacientes por parte de la medicina convencional. Doctores se oponen a la medicina alternativa como si se tratara de algo que no tiene validez, cuando, en realidad, es una práctica medicinal que tiene al menos seis mil años de aplicación en varias culturas, bastante más tiempo que la medicina tradicional a la que estamos acostumbrados.

Reflexología para bebes:

Para mí, no hay nada más precioso, que ser madre de unos pies tan puros y tan frágiles como los de Oliver. Los bebés son especialmente sensibles a la reflexología. Muchas madres instintivamente frotan los pies y las manos de sus hijos cuando están irritables, lloran por todo, o están incómodos.

La reflexología funciona muy bien para la mayoría de los bebés.

Es eficaz y segura, ya que se refleja en los puntos que se encuentran en los pies y las manos correspondientes a órganos específicos, músculos, huesos y los sistemas del cuerpo.

Consejos para practicar en casa reflexología a su bebé:

* Presión suave, mientras da masaje a su bebé.
* Si su niño está enfermo, los puntos reflejos serán muy sensibles.
* Una buena señal de que el bebé ha tenido suficiente, es cuando retira sus pies. Ellos intuitivamente saben cuándo han tenido suficiente. Así que por favor respeta esto.
* No más de 5 a 10 minutos de trabajo para todo el tratamiento, dependiendo de lo que tu bebé vaya cómodamente acostumbrándose.

Puede usar una pequeña cantidad de loción para bebés para añadir algo de "comodidad" entre sus dedos y los pies del bebé, o puede decidir no utilizar nada en absoluto. Simplemente frotarle los pies y luego presionar suavemente sobre los diversos puntos

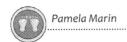

de preocupación, le va a dar un gran apoyo en los órganos y la capacidad natural de moverse dentro de balance.

Encontrar tiempo para la reflexología:

Los bebés se cansan con facilidad y puede ser difícil encontrar un momento en que el bebé esté feliz para poder tocarle sus piecitos. Puedes hacerlo:

* Mientras duerme
* Mientras lo alimentas
* Mientras está en la mecedora
* En el carro, mientras su esposo maneja y usted viene atrás con su bebé.

Cómo hacer reflexología:

La fórmula básica de un tratamiento de reflexología es simple:

Aplicar una técnica. Experimente con diferentes técnicas y encuentre la que funcione mejor para usted y su bebé. Es probable que esto cambie a medida que su bebé crece. Continúe con la técnica hasta que los síntomas hayan mejorado o ya no sean tan obvios y bajen a un nivel aceptable. Para condiciones crónicas se pueden aplicar técnicas de reflexología consistentemente tres veces al día. El objetivo es romper el patrón de estrés. En el transcurso de varias semanas, usted debe ver una mejoría en los síntomas más duraderos.

El mapa de reflexología podal:

Este es un mapa usado para los adultos, pero es exactamente el mismo para los bebés:

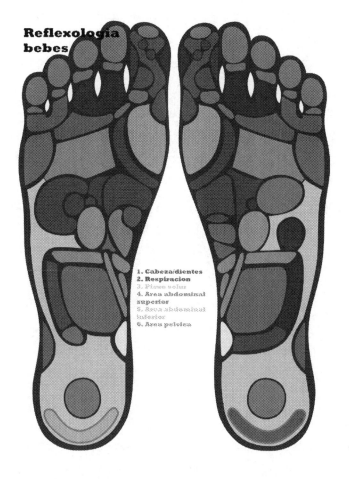

Reflexología en la maternidad como terapia preventiva:

La Reflexología es muy beneficiosa en toda la maternidad. Alivia las molestias como náuseas, cefaleas, dolor de espalda, pelvis y piernas, várices, hemorroides, hinchazón en los tobillos, y muchas más.

La reflexología materna es muy cómoda y relajante. Es un momento que dedicas a tu bienestar y al de tu bebé (es como cuando vas hacerte un pedicure y te relajas mientras hacen lo que tienen que hacer.) Recibir tratamientos de Reflexología a lo largo del embarazo es un recurso para llegar al nacimiento en mejor estado de salud y con más energía, al igual que recibir reflexo en el parto facilita este momento, aliviando el dolor, al igual que recibirla en el posparto, para ayudar a reconducir el estado de la mama (se desee dar el pecho o no, el hecho es que al dar a luz se activan los mecanismos naturales para amamantar al recién nacido y la reflexología te ayudará a prevenir y tratar mastitis, ingurgitaciones, estimular la subida de la leche, reconducirla si no se desea, y sobre todo te dará confianza en sí misma para amamantar, el maravilloso secreto para conseguir una lactancia exitosa aparte de la placenta encapsulada)

Cuando se hace reflexología a una embarazada, el bebé siempre sale beneficiado. A través de la placenta recibe todos los estímulos de su madre. De hecho, durante las sesiones los bebés suelen moverse y reaccionar de diferente forma según el punto que estés trabajando. Es totalmente seguro recibir Reflexología desde el principio del embarazo, ya que su efecto es seguro y rápido, ayudando a la mamá y al bebé tanto a nivel físico como anímico.

Las ventajas de la reflexología como terapia en el embarazo son, además de ser eficaz, su capacidad de prevenir síntomas como en el tratamiento de condiciones desfavorables, cuando están presentes. Como por ejemplo:

Anemia, cuyo tratamiento en el embarazo puede derivar en estreñimiento debido a la ingesta de hierro en aquellas mujeres que lo necesiten.

Estreñimiento, que no tratado a tiempo puede contribuir a desarrollar hemorroides.

Hemorroides, que en el momento del parto no son nada recomendables.

Dolores de espalda.

Edemas, inflamaciones y retención de líquidos.

Síndrome del Túnel Carpiano.

Náuseas.

Ardor estomacal e híper acidez.

Diarrea.

Dolores de cabeza.

Fatiga.

Ayudar a la flexibilización del suelo pélvico y como consecuencia evitar una episiotomía innecesaria.

Objetivos en la Maternidad:

Prevenir trastornos frecuentes en el embarazo, como anemia, estreñimiento, diabetes gestacional, y dolor de espalda.

Tratar los problemas a medida que aparecen, como los dolores y las náuseas, el cansancio, y las hemorroides.

Eliminar toxinas y retención de líquidos debido al estancamiento, edemas.

Mejorar la eliminación en riñones, vejiga, intestinos, piel y pulmones.

Tonificar el suelo pélvico y favorecer la flexibilidad del canal de parto.

Recuperar el bienestar tras el parto y mantener buena salud.

Los trastornos más frecuentes en el embarazo:

1er trimestre: Ansiedad, tensión; cambios de humor; cansancio, agotamiento. Náuseas, mareos, cefaleas, **ardores de estómago** y anemia.

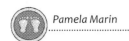
Ardores de estómago: Para mejorar este síntoma se pueden aplicar una serie de medidas, que resultan útiles en la mayoría de los casos:

Comer lentamente, tomando bocados reducidos y bien masticados, ya que la digestión de los alimentos se inicia con la saliva.

2° trimestre: Diabetes gestacional; **estreñimiento; hemorroides;** dolor de espalda, ciática.

Hemorroides: Los cuidados adecuados para prevenir y mejorar las molestias más comunes son:

Baños de asiento con agua templada 2 veces al día.

Estreñimiento: Existen algunas formas de prevenirlo y mejorar éste síntoma:

Come más alimentos orgánicos con alto contenido en fibra como por ejemplo la fruta, verduras (todo lo verde), cereales integrales, pan integral, legumbres y frutos secos.

3er trimestre: **Várices en las piernas;** edemas; hipertensión; dolor en sínfisis púbica.

Varices en las piernas: Las venas varicosas del embarazo pueden ser prevenidas o minimizados sus síntomas tomando una serie de medidas:

- No permanezca largos periodos de pie o sentada, y siempre que sea posible mueva las piernas, ande, o repose acostada de lado.

Dolor en el parto:

Estimular las contracciones, acelerar el parto (como inducción al final del embarazo o durante un parto lento)

Para que entiendas un poco mejor el proceso de la dilatación, tienes que imaginar que el cuello de la matriz es como el cuello de una botella de vino, con un agujero de salida y una longitud. Bien, esta longitud debe de ir disminuyendo progresivamente a la vez que se abre el agujero, de tal forma que al final, permitirá la salida del bebe.

CAPITULO 16

La caída de pelo después del parto.

Han pasado ya 8 meses desde que tuve a Oliver y estoy traumada de ver cómo se cae mi cabello. Nunca en mi vida había visto tanto pelo en el suelo, en la ducha, en la ropa, hasta en mi almohada. Hasta que me dijeron que era normal. Pero yo sabía que lo mío no era normal, era excesiva la caída.

Me di cuenta de varios factores que estaban aumentando la caída de mi cabello. Entre ellas, ¡Las hormonas! Probablemente notaste que durante el embarazo tu cabello estaba más saludable que nunca. O por lo menos se te caía menos y te crecía más rápido.

Cuando estás embarazada, el aumento de ciertas hormonas en tu cuerpo hace que tu circulación y tu metabolismo también aumenten, nutriendo así las células del cabello. Incluso, puedes haber notado que otros vellos de tu cuerpo también empezaron a crecer más que antes o en partes donde antes no crecían. También se dice, que tiene mucho que ver el tipo de pelo que tenga la mujer antes de quedar embarazada, los cambios le afectarán de una u otra forma. Algunas lucen mejor melena que nunca, mientras que en otras el pelo se vuelve quebradizo, grasiento o sin brillo.

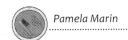

Una vez que la mujer da a luz, dos o tres meses después del parto, se observa una caída muy rápida de todo ese pelo que no se ha perdido durante el embarazo. Si lo normal es que se caigan de 50 a 100 cabellos al día, en esta fase se cae mucho más.

Pero la buena noticia es que no tienes que salir a comprar extensiones para el pelo ni ponerte un gorro para cubrir tu cabeza, pues el cabello pronto volverá a crecer. Cuando tu ciclo menstrual se regularice. Por lo tanto el mito de la lactancia, **¡No es cierto!:** la lactancia materna NO es la responsable de la caída de pelo después del parto. Es uno de los falsos mitos que la rodean y nada tiene que ver dar el pecho con que se caiga el pelo. A una mujer que no da el pecho, también se le cae el pelo en los meses siguientes después de tener a su bebé. Así que no hagan caso.

Ahora voy a explicar qué estamos haciendo mal también nosotras para que se nos esté cayendo mucho el pelo. A veces no es todo culpa de las hormonas.

Errores que se cometen al lavar el cabello:

#1 Lavar a diario:

Bueno, éste es un consejo que hemos venido dando desde hace tiempo: "No laves tu cabello todos los días" ¿Por qué? Porque se reseca y lo debilita, entonces comienzas a notar un cabello con más frizz, con menos brillo y más propenso a caerse por todas partes en cualquier lugar.

#2 Tomar duchas con agua caliente:

El agua caliente abre la cutícula del cabello, así como hace con los poros de la piel, así que el agua helada cerrará tu cutícula para no permitir que esta se ensucie o se debilite. Por ello es importante que no tomes duchas completamente calientes **y si lo haces, recuerda enjuagar tu cabello con agua fría luego para sellarlo.**

#3 Saltarte el acondicionador:

Desde hace tiempo se ha desaconsejado su uso porque es posible que cause caspa. Lo cierto es que sólo puede darte caspa si olvidas lavarte con suficiente agua el cabello. Por lo contrario, usar acondicionador le dará a tu pelo suavidad y brillo.

#4 Usar siempre el mismo shampoo:

Se dice que el cabello se acostumbra al mismo producto y luego entonces ya no ves los efectos que deseas. Lo recomendable es usar por lo menos una vez cada 3 semanas un shampoo diferente para que éste lave los residuos del anterior producto.

#5 Lavar con mucha fuerza las puntas de nuestro cabello:

¡No te jales el pelo! Tomate tu tiempo. Si al momento de lavar tu cabello te concentras solamente en las puntas, se debilitarán y se abrirán con mayor facilidad, así que lo mejor es empezar por nuestro cuero cabelludo primero y luego ir a las puntas para lavarlas, pero sobre todo acondicionarlas.

#6 Deja de estarte planchando tanto el pelo:

Aláciatelo una vez solamente por semana. Después del segundo día hazte una cola (recógetelo). Ya para el tercer día lávate el pelo. Trata de no planchártelo cuando vas a trabajar, ya el fin de semana puedes hacerlo.

Una vez que nos damos cuenta de los errores que estábamos cometiendo, intentamos remediarlos y ahora pídele a tu médico que te indique una dieta balanceada para compensar las bajas que está sintiendo tu cuerpo en este momento. También es recomendable que sigas tomando un suplemento vitamínico.

Y, por supuesto, es importante que sigas cuidando tu cabello utilizando un shampoo suave con pH neutro y acondicionador (sólo cuando es necesario, no te lo laves muy seguido), usando una peinilla de dientes anchos para evitar quebrar las puntas o arrancarte más cabellos cuando lo estés desenredando, y usando lo menos posible el secador o la "plancha" para alisarlo.

Qué hacer para fortalecerlo:

La alimentación es muy importante, ya que el bulbo capilar se nutre de las vitaminas y minerales que recibe a través del torrente sanguíneo. Lo que debes hacer es llevar una alimentación orgánica y saludable y no sólo por fortalecer el pelo, sino por tu salud y la de tu bebé.

Aumenta el consumo de **frutas y verduras, lácteos y cereales.** Los alimentos ricos en **vitamina B** (avena, soja, levadura de cerveza, pollo, pescado, aguacates), **ácidos grasos Omega 3** presentes en los pescados azules, nueces y en algunos vegetales, así como en **minerales** como el calcio, hierro, yodo y zinc (carne, cordero, germen de trigo, calabaza, Chía, maní, ostras, garbanzos, espinacas, etc.)

Mi experiencia:

Mi pelo es finito y quebradizo... lo que me ocurre es que al ser tan fino las puntas se me rompen con mucha facilidad y así es difícil que me luzca sano y sobre todo que llegue al largo deseado. Me lo corté y me lo dejé por encima de los hombros, vamos, un corte súper radical, y decidí desde ese momento empezar a cuidármelo. Con los pasos que he seguido he conseguido que en unos tres meses mi pelo crezca aproximadamente 12 centímetros, ¡Cosa que no está nada mal!! Además de conseguir que apenas se me caiga y tener un brillo espectacular. Conseguí la receta por medio de una lectora por internet y me funcionó.

Aquí están los pasos:

1. Lavar el pelo con shampoo Avalon Organics o Rhatma activador del crecimiento capilar. (Lo puedes encontrar en internet o en herbolarios).

2. Utilizar la loción también de Rhatma "Activador del Crecimiento del Cabello y Purificador del Cuero Cabelludo". Es un envase de cristal muy pequeñito.

3. Tomo unas pastillas de Biotina (Vitamina H) que se llaman "Medebiotin Forte" y que son muy buenas para la regeneración de los tejidos. Notaras mejoría en la piel, el pelo y las uñas. Lo podrás comprar en las farmacias.

4. Utilizo todas las noches el Aceite/Oleo Milagroso de Garnier, para nutrir las puntas y que no se quiebren.

5. Mascarilla capilar de Le Petit Marseillais de extracto de lino y almendras dulces.

Ahora les voy a explicar cómo utilizo cada producto:

-   Primeramente, intento lavarme el pelo 3 veces a la semana como máximo, para así evitar el uso del secador y la plancha.

-   El lavado lo hago con el shampoo Avalon Organics y a veces con Rhatma, que es lo mejor que he probado nunca. Me lavo bien, trabajando en las raíces, es decir, haciendo un masaje del cuero cabelludo. Cuidado con la zona de las puntas, no las frotes mucho porque eso hará que se rompan. Me lavo con shampoo (con poquita cantidad) y luego el acondicionador lo dejo actuar como 2-3 minutos.

- Después de lavar, me aplico la mascarilla de le Petit Marseillais que deja el pelo súper sedoso y nada graso. También la dejo actuar como 2-3 minutos.

- Me hago el último aclarado con agua un poco más fresquita para activar la circulación sanguínea.

- Al salir de la ducha, quito la humedad del cuero cabello con una toalla pero con mucho cuidado de no friccionar el pelo para que éste no se rompa.

- A continuación, lo peino con muchísimo cuidado y paciencia para no enredarlo, aunque con la mascarilla les habrá quedado muy bien.

- El secado lo hago natural, mientras estoy recogiendo la casa, ya para entonces se me secó. Si tengo mucha prisa me lo seco con una temperatura media, para no quemar el pelo.

- Tres veces a la semana, me aplico la loción de Rhatma "Activador del Crecimiento del Cabello y Purificador del Cuero Cabelludo", POR LAS NOCHES, haciendo un masaje también en el cuero cabelludo para otra vez estimular el riego sanguíneo.

- Todas las noches, me aplico el Aceite/Oleo Milagroso de Garnier, para nutrir especialmente las puntas.

- Y por último tomo mucha agua, y frutas/verduras orgánicas. En casa nunca como carne, al menos que vaya a un restaurante.

¡¡¡Y Listo!!!!

Seguir estos pasos durante dos- tres meses y notaras que el resultado es notable.

Trata de que en la noche alguien te cepille el pelo. Ya sea tu hijo (a) o esposo. Esto hará que la sangre circule más y aporta los nutrientes a los folículos pilosos donde el pelo empieza a crecer.

CAPITULO 17

Shampoo a base de plantas para los bebés y niños.

Puro, Seguro y Suave

Hemos hablado mucho acerca de lo que ponemos en nuestra piel, y la importancia de utilizar productos seguros y no tóxicos, y esto es especialmente cierto en los productos que elegimos para utilizar en nuestros pequeños. Debido a que sus cuerpos son más pequeños, son más vulnerables a los efectos nocivos de los productos químicos que contienen para bebes.

Como mamá, siempre estoy al pendiente de la higiene de Oliver pero sobre todo de los productos como el shampoo, la loción y la pasta de dientes que contienen una larga lista de ingredientes con productos químicos. Entonces me puse a investigar maneras de cómo usar lo más natural posible en shampoos convencionales, normales, de la tienda. Al hacer la investigación me encontré con una lista larga de productos que utilizan en varios de los shampoo para bebés.

Una compleja mezcla de fragancias, conservantes y colorantes se utilizan en muchos productos de higiene para bebés. De hecho, una serie de ingredientes de uso común en productos para niños,

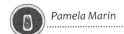

tales como los **parabenos** y **quaternium 15**, puede causar irritación cutánea y ocular o reacciones alérgicas, como urticaria, ojos llorosos, y problemas respiratorios. Algunos productos químicos, tales como los **ftalatos**, y contaminantes, como el **formaldehído** y **1, 4-dioxano**.

Incluso si un shampoo para los niños es etiquetado como seguro y suave, se debe corroborar la lista de ingredientes y asegurarse de que no hay colores, olores y perfumes que pueden irritar los ojos de su niño, y la piel.

¿Qué hay de malo en productos convencionales para bebés?

Aquí hay un par de ejemplos de los ingredientes que se encuentran en los productos convencionales:

- **Quaternium 10 y 15:** Es un grupo de productos químicos utilizados como conservantes, y son liberadores de formaldehído. Aunque hay muy poca evidencia encontrada, se sospecha que son carcinógenos. (Fuente)
- **Parabenos:** Familia de conservantes, son disruptores endocrinos.
- **PEG:** Familia de emulsionantes y agentes de limpieza. Abren los poros permitiendo que las toxinas penetran la piel fácilmente.

Shampoos convencionales: ¿malos para el pelo de mi bebé?

De acuerdo a un artículo publicado, Johnson & Johnson admite:

Nuestros productos para bebés contienen formaldehído que causan cáncer.

Recientemente se encontraron sustancias cancerígenas en el Champú y talco de bebés esterilizado por óxido de etileno.

Para que la empresa vuelva a ser confiable, J & J también va a eliminar otros químicos dañinos como ftalatos y parabenos que tienen propiedades similares a los estrógenos y se sospecha que están vinculados a los cánceres relacionados con las hormonas.

Johnson & Johnson también opera bajo otros nombres como Neutrogena, Aveno y Clean & Clear. No se dejen engañar, todo eso es el mismo producto comercializado a precios diferentes. J&J nos hace creer que todas esta marcas con precios diferentes están compitiendo entre sí.

El punto de este artículo es ser más conscientes a los ingredientes ocultos en nuestros productos para bebés. Muchos de nosotros no escuchamos a los demás por ignorancia por flojera. Yo le aconsejo que espere para utilizar los nuevos productos de J & J, hasta que vea los grandes sellos brillantes que dicen "No hay más carcinógenos, ¡No más químicos! "

Aquí les comparto mi lista de shampoos libres de químicos: Honest Shampoo + Body Wash:
- Los ingredientes naturales y orgánicos limpian suavemente, hidratan y nutren a su bebé.
- El aceite de coco orgánico hidrata y protege.
- PH perfectamente equilibrado para eliminar la suciedad sin eliminar los aceites naturales y proteger la delicada piel y el cabello delicado.

Libre de fragancia Sensitive Shampoo & Bodywash:

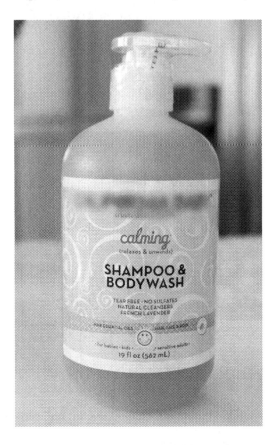

Yo uso este desde que nació Oliver, hasta la fecha. Lo puedes encontrar en Target, Baby R us, y en Internet.

- El Súper Sensitive Champú y Gel de ducha de California Baby está formulado para ser lo suficientemente suave para usar para el primer baño de su hijo. No contiene perfume y es recomendado por un dermatólogo de la Universidad de Nueva York.

- Está hecho con ingredientes orgánicos, que incluyen el jugo de hojas de aloe vera, coco y extractos de aceite de palma, vitamina E, extracto de semillas de cítricos y glicerina vegetal. Este champú viene en 8 y 19 oz.

Shampoo & Body Wash - Fragrance Free 8 oz:

Está hecha de ingredientes orgánicos sólo 100% naturales y certificados y utiliza el jugo de hoja de sábila orgánica para limpiar suavemente el cabello y la piel de su bebé sin eliminar sus aceites naturales.

Ahora, si quiere hacer su propio shampoo casero para su bebé, aquí le comparto mi receta:

Todos son fáciles de hacer y son muy económicas. Y lo mejor de todo, usted puede estar tranquilo sabiendo que los ingredientes son completamente naturales y están siendo absorbidos por la piel de su niño saludablemente.

Ingredientes:

- 1 taza de agua
- ¼ Jabón de Castilla- Dr. Broker (capitulo 4)
- 1 cucharada de aceite de oliva
- 1 cucharada de aceite de vitamina E
- 1-2 gotas de aceite de lavanda para la fragancia (opcional)

Mezcle los ingredientes, en una botella (yo uso una botella con atomizador), agitar antes de usar, haga masaje en el cuero cabelludo mientras le pone la solución, trate de evitar los ojos y enjuague bien. Tenga en cuenta que el cabello de su hijo no necesita ser lavado con shampoo todos los días.

TIP Importante:

Todos los ingredientes son lo suficientemente suaves, incluso para un recién nacido, pero siempre es mejor hacer una prueba en la piel, en caso de que tu bebé tenga la piel muy sensible. Frota un poco del shampoo terminado en el interior de su brazo y espera

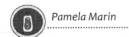

al menos 48 horas para ver si hay una reacción. Tu shampoo casero para bebés no se verá ni se sentirá como uno comercial. Tendrá menor consistencia, no hará espuma, ni será jabonoso. Los ingredientes jabonosos usados en los shampoos comerciales no son necesarios. Sólo necesitas una cantidad del tamaño de una moneda de diez centavos de este champú natural o un poco más, si quieres usarlo en tu propio cabello. Este limpiará el pelo tan bien como aquellos que son caros, pero está hecho especialmente por ti para tu bebé, sin químicos innecesarios o que podrían ser dañinos.

Una vez que te acostumbres a hacer tu propio shampoo para bebés, puedes comenzar a experimentar agregando té de manzanilla o hierbas al agua hervida.

ACEITES ESENCIALES Y SUS BENEFICIOS:

Los Aceites Esenciales son productos químicos que forman las esencias aromáticas de un gran número de vegetales. Proceden de flores, frutos, hojas, raíces, semillas y corteza de los vegetales. Los aceites se forman en las partes verdes (con clorofila) del vegetal y al crecer la planta son transportadas a otros tejidos, en concreto a los brotes en flor.

Son una alternativa natural, en la que la Naturaleza es protagonista y se nos brinda con la esencia de sus frutos...

No exponer la piel al sol tras la aplicación de aceite esencial (sobre todo las personas con pieles sensibles); puede producir un fenómeno de foto sensibilización y/o producir manchas.

TIPOS DE ACEITES:
Aceite de Abedul:

Entre las características terapéuticas de este aceite, se destacan propiedades antiinflamatorias, antisépticas, diuréticas y tónico.

Su presencia en el análogo natural de la aspirina explica por qué la corteza de abedul alivia los dolores musculares, si se aplica externamente, poniendo el lado interno de la corteza fresca y húmeda contra la piel. Por la misma razón la decocción de la corteza se ha utilizado con éxito para combatir fiebres.

Las hojas de abedul se utilizan como remedio eficaz contra la cistitis y otras infecciones del sistema urinario, además ayuda a rebajar el colesterol de la sangre y estimula el flujo biliar. Es también útil en los casos de mala circulación, acumulación de toxinas en los músculos, artritis, reumatismo, dolor muscular, edema y celulitis.

Se ha utilizado en lociones desinfectantes para combatir problemas de la piel. Debido a las características antisépticas del aceite de abedul, éste resulta de utilidad a la hora de combatir la dermatitis, casos de piel apagada o congestionada, eczema, herpes, soriasis, así como para el cuidado del cabello.

Aceite de Abeto:

La trementina y el aceite esencial le confieren propiedades balsámicas (expectorantes) y antiséptico, especialmente sobre las vías respiratorias y urinarias.

Más concretamente indicado para afecciones respiratorias como resfriado, gripe, bronquitis, asma, faringitis, sinusitis. Y en infecciones de las vías urinarias como cistitis, uretritis, ureteritis, pielonefritis.

En uso externo, sirve para inflamaciones osteoarticulares y mialgias.

Aceite de Aguacate:

El aceite de Aguacate es un aceite espeso, penetrante, que contiene una gran cantidad de vitaminas como la A, B, C, D, E, y numerosos minerales, los cuales se absorben muy rápidamente. Es un aceite apto para todo tipo de pieles. Unas gotitas con una cucharadita de yogur, nos servirá como mascarilla facial, excelente en pieles secas o con arrugas.

-Como **mascarilla capilar** deja el cabello suave y nutrido, aplicándolo sobre éste y dejándolo actuar 20 minutos, añadiendo estos ingredientes:

- 2 cucharadas de aceite de aguacate
- 2 cucharaditas de aceite de germen de maíz
- 2 cucharaditas de aceite de soja
- 2 cucharaditas de miel

Mezclar bien, aplicar y lavar.

Aceite de Ajedrea:

Tiene propiedades antisépticas y fungicidas, por lo que está recomendado en todo tipo de infecciones. Además es un excelente tonificador, ayuda a abrir el apetito y a que las digestiones no sean pesadas. Es muy útil en casos de gastroenteritis y diarreas, así como un gran cicatrizante.

Ideal para prevenir fiebre, resfriados, faringitis o bronquitis. Los asmáticos notarán rápidamente mejoría si lo toman de manera habitual.

No obstante, la propiedad por la que más valorado es el aceite esencial de ajedrea es porque es un afrodisíaco natural muy poderoso.

Contraindicado si se está embarazada o da el pecho a un lactante. No está recomendado a niños menores de seis años. Tampoco debe usarse en personas con algún tipo de enfermedad neurológica. Está especialmente desaconsejado para personas con epilepsia o Párkinson. No debe usarlo si tiene alergia respiratoria.

Aceite de Ajo:

La esencia de ajo es un poderoso antiséptico intestinal y pulmonar, antiespasmódica, carminativa estomacal, diurética, anticancerígeno, cardiotónica, hipertensiva, bactericida. Ayuda a aumentar las defensas.

Las propiedades que encontramos en el aceite también se encuentran en el propio ajo, pero por una cuestión de sabor es mucho más sencillo ingerir unas gotas de aceite esencial que masticar dos ajos al día. La sustancia activa más importante que contiene el ajo es la alicina, pero también contiene yodo y varias vitaminas que ayudan a que el organismo funcione perfectamente.

Aceite de Albahaca:

Este aceite se usa para tonificar la piel (echar unas gotitas en la bañera), curar procesos gripales (baños de vaho) y favorecer la digestión. Es una buena cura contra la ansiedad, estados de fatiga y nervios.

Para relajarnos un masaje con este aceite es ideal. Está especialmente indicado para personas que padezcan de agotamiento intelectual, por lo que es perfecto para estudiantes.

Este aceite no está aconsejado en personas que padezcan depresión ni en mujeres embarazadas.

Aceite de Almendras:

Al prensar las almendras, estas le aportan a este aceite, ácidos grasos, vitaminas A y E, sales minerales y proteínas.

Ideal para proteger las pieles secas del cutis, irritadas o con eczemas. Añadiendo unas gotas a la crema de uso diario, se nota la diferencia en cuanto a hidratación y humedad en la piel. De igual modo en la crema corporal, nos hidratará y ayudará contra las estrías.

Al cabello seco o castigado, le aporta hidratación y brillo, dándole un aspecto saludable y reparado. En cuero cabelludo, se aconseja para evitar la caspa y nutrirlo, solo sí no se tiene grasa, pues podría sumarse la cantidad de esta. En medios y puntas, aplicar este aceite y dejarlo actuar 30 minutos, después lavar como de costumbre.

Aceite de Amapola azul:

Contiene grandes cantidades antioxidantes que ayudan a nuestro cuerpo a mantenerse en forma, además de de un alto contenido en ácidos grasos esenciales que nos ayudan a combatir el colesterol.

Su uso cotidiano nos aporta grandes beneficios en la circulación sanguínea y linfática. Previene también infartos trombosis, varices y la celulitis. Es un excelente relajante si añadimos unas gotitas a la hora de tomar un baño.

Ingerir más aceite de amapola del que se debe puede causar diarreas o dolores estomacales. De ser así, dejar de tomarlo inmediatamente y beber mucha agua.

Aceite de Angélica:

Este aceite posee excelentes propiedades antiespasmódicas, lucha eficientemente contra el estrés, angustias y cansancio. Muy apreciado para el cuidado de los problemas digestivos, este aceite favorece la digestión y evita flatulencias y aerofagia.

Aceite de Anís verde:

Antiespasmódico estomacal, carminativo, estimulante general (cardiaco, respiratorio, digestivo) y a la vez sedante de estos órganos.

Se aconseja 3 veces al día 2-4 gotas de esencia diluida en agua o en una infusión.

Lociones en los senos para estimular la secreción láctea. Masajes en el pecho para calmar la tos.

Aceite de Árbol del Té:

Este aceite es exclusivamente para su uso externo. Prohibido ingerirlo.

El aceite esencial del árbol de té posee un efecto antiséptico triple: actúa contra las bacterias, hongos y virus, además, es bactericida, fungicida, antiviral, cicatrizante, balsámico antiinflamatorio, desodorante y expectorante.

Aceite de Argán:

Tiene muchas cosas en común con el aceite de oliva, pero es más estable que este y más rico en vitamina E, con un alto contenido en ácido linoléico, ácido graso esencial. Es aconsejado para reducir la tasa de colesterol y prevenir enfermedades cardiovasculares.Se utiliza en casos de esterilidad masculina y femenina y cuando hay peligro de aborto. Existen populares preparados fortalecedores y tonificantes para niños, personas débiles y convalecientes, que usan como base éste aceite.

La virtud más conocida es su capacidad de frenar la degeneración de los tejidos, por lo que abundan en usos cosméticos. Para la piel seca se mezcla a partes iguales aceite de argán y aceite de almendras dulces y se frota la piel una vez limpia. Como protector solar se mezcla a partes iguales con aceite de oliva y se unta el cuerpo antes del bronceado. Para uñas débiles se mezcla con jugo de limón, se pintan las uñas y se dejan toda la noche.

Personalmente, uso este aceite mezclando unas gotas con mi crema corporal y facial y deja la piel más tersa, hidratada y luminosa.

Aceite de Árnica:

Sus flores amarillas y brillantes contienen numerosas sustancias antiinflamatorias y analgésicas en caso de golpes, contusiones, agujetas y dolores reumáticos, este aceite previene la aparición de hematomas, debido al calor que produce durante el masaje.

Nunca debe aplicar sobre heridas donde falta la piel. No debe usarse internamente excepto en el caso de remedios homeopáticos que por su propia naturaleza son extremadamente diluidos.

Aceite de Avellana

Es rico en vitamina A, en vitamina E, calcio, magnesio y potasio. Se usa en pieles dañadas, atenuación de cicatrices, cuidados del sol, labios resecos, masajes capilares y en los pies. Es indicado para prevenir las enfermedades de carácter cardiovascular y reducir el colesterol.

En la piel, aporta tonificación y suavidad. Regenera las células y no tapona los poros. Es muy indicado para los problemas de acné. Tiene propiedades relajantes. Su uso en los masajes corporales dan un bienestar adicional a los beneficios que supone para la piel. Presente en multitud de cosméticos. Regenera el cabello.

Aceite de Avellana de Chile

El alto contenido en vitamina A y E, lo hacen muy recomendable para el uso diario y su ingesta diaria disminuye la probabilidad de sufrir cáncer de piel.

Se utiliza en todo tipo de cosmetología y excelente para aliñar ensaladas, elaborar vinagretas, etc.,

Aceite de Azahar:

Sus efectos calmantes ayudan a eliminar molestias causadas por nervios, como cólicos, desmayos, dolores de cabeza o molestias menstruales. Si se padece de insomnio o de pesadillas constantes, rociar unas gotitas sobre la almohada, ayuda a descansar. Es empleada como remedio tradicional contra desmayos. En infusión para los dolores causados por la menstruación.

El agua de azahar, producto de la destilacion de la flor de naranjo agrio, se utiliza también en repostería para dar un especial aroma a ciertos postres y masas pasteleras, por ejemplo las que se usan para preparar el "roscon de reyes".

Contraindicado con gastritis, úlcera gastroduodenal. Abstenerse de prescribir aceites esenciales por vía interna durante el embarazo, la lactancia, a niños menores de seis años, síndrome del intestino irritable, colitis, ulcerosa, enfermedad de Crohn, epilepsia, Parkinson u otras enfermedades neurológicas.

Aceite de Bergamota:

Actúa como iluminador de los estados de ánimo y puede liberar la presión espiritual. Probando con unas gotas la esencia actúa contra trastornos depresivos, temores, infecciones de los intestinos, contra la flatulencia y cólicos.

En infecciones de garganta, con una gota en un vaso de agua será suficiente para combatirlas.

Aceite de Borraja :

Este aceite es rico en ácidos grasos esenciales provinientes de esta verdura, la borraja. Ayuda en la prevención de trastornos cardiovasculares. Actua sobre las hormonas femeninas, es por ello que se utiliza como tratamiento premenstrual.

Aceite de Cacahuete:

Por su elevada cantidad de vitamina E, es un alimento beneficioso para nuestro sistema circulatorio. Este aceite también tiene propiedades antioxidantes, es beneficioso para la vista y puede ayudar en la prevención de la enfermedad de Parkinson. Combate cólicos hepáticos y nefríticos.

Un nutriente natural para la piel, además de limpiador, hidratante, calmante, suavizante y regenerador.

Aceite de Calabaza:

El aceite de calabaza es ideal en problemas cardiovasculares debido a su alto contenido en ácidos grasos poliinsaturados que ayudan a mantener equilibrados los niveles de colesterol y triglicéridos.

Beneficioso para la vista, caries, caída del cabello, uñas frágiles, estreñimiento y uñas frágiles. Ideal para tomar en tomar como aliño en sopas, verduras y ensaladas.

Aceite de Caléndula:

Mejora la textura de la piel reseca o agrietada. Desinflama los tejidos. Mejora la circulación cutánea. Es cicatrizante y desintoxicante. En quemaduras, sobretodo las producidas por el sol. Hidrata y da elasticidad a la piel.

En caso de estar embarazada el aceite de caléndula no debe ser utilizado.

Aceite de Canela:

Es utilizado en casos de gripe, resfriados, estrés, debilidad, anorexia, colitis, mala circulación y verrugas. El aceite frotado ayuda a regular los periodos menstruales.

Aceite de Cártamo:

La riqueza en ácido graso oleico lo hace conveniente en casos de colesterol, arteriosclerosis, enfermedades cardiovasculares, artritis, reumatismos. También produce un suave efecto laxante.

Aceite de Cedro:

Tiene propiedades antisépticas, astringentes, diuréticas, expectorantes y repelente de insectos. Se usa en cosméticos y tratamientos de la piel como dermatitis y eczema.

Aceite de Cilantro:

Es un aceite que aplicado en masajes o ingerido actúa positivamente sobre dolores musculares, agotamiento o debilidad nerviosa, dureza muscular, reumatismo, artrosis, circulación sanguínea y migraña. Al ingerirlo permite también reducir dispepsias y flatulencia.

Aceite de Ciprés:

Combate las hemorroides, varices, problemas ovaricos, menopausia, tos ferina, tos espasmódica, gripe, afonía, irritabilidad, espasmos.

Aceite de Clavo:

En su uso interno es estimulante, antiséptico enérgico y antiespasmódico.

En su uso externo nos ayuda en relación a la sarna, heridas, heridas infectadas, úlceras de las piernas, neuralgias dentarias, para alejar los mosquitos y polillas.

Aceite de Coco:

El coco es un fruto calificado últimamente como un alimento funcional dada su capacidad de actuar sobre las enfermedades autoinmunes. El aceite de coco tiene propiedades relajantes y muy requeridas en cosmética. Sus grasas equilibran el PH de la piel.

Relajante mental y físico, constituye un alivio para realizar un buen masaje a las mujeres con síntomas de menopausia. Aportan tonicidad, protección, suavidad y juventud gracias a su acción reestructurante.

Aceite de Coco de Palma Chilena:

Su composición lo hace apto para prevención de enfermedades normalizando el contenido de lípidos del cuerpo, protegiendo al hígado de los daños del alcohol y mejorando la respuesta antiinflamatoria.

Muy agradable para usar en masajes por su suave y exótica fragancia natural, ayuda a mantener la piel muy suave.

Aceite de Comino Negro:

Este aceite de origen egipcio es analizado para determinar su concentración en timoquinona, que es el activo determinante para su acción anticancerosa. Se emplea para contrarrestar los efectos de la quimioterapia y asociado al jengibre para atenuar las nauseas.Otro efecto interesante es que aumenta la respuesta inmunitaria, refuerza las defensas del organismo contra los numerosos agentes patógenos, especialmente las bacterias, virus, hongos y parásitos. Igualmente, ayuda a combatir las alergias y la fiebre del heno y tiene también una acción beneficiosa para los problemas de la piel como el eczema, la Candida albicans y la psoriasis.

Aceite de Damasco:

Repara pieles cansadas dándoles vigor. Regenera la piel por lo cual se aplica en fórmulas de cremas de todo tipo.

Aceite de Emú:

A diferencia del resto de aceites, este aceite se extrae del Emú, una de las aves más grandes del planeta, sólo superada por la avestruz. El emú es originario de Australia. El aceite extraído de su grasa, estimula el crecimiento de células nuevas en la piel, por lo que nutre, hidrata y regenera todo tipo de pieles. Es especialmente útil sobre pieles escamosas o muy secas, pero además hace que las cicatrices desaparezcan y que las arrugas se reduzcan de tamaño considerablemente.

Uno de sus usos más conocidos es como cicatrizante en caso de pequeñas quemaduras. El aceite de Emú tiene un alto porcentaje de ácidos oléicos, por lo que es un antiinflamatorio natural, especialmente efectivo en caso de artritis o problemas reumatoides. Propiedades uso externo: antiséptico, eczemas supurantes, acné, heridas, úlceras.

La contraindición del aceite de Emú, es que es hipoalergénico porque básicamente tiene la misma composición que nuestra piel.

Aceite de Enebrina:

Se utiliza para eliminar gusanos de la tripa, es usado como medicamento. En decocción de 10 minutos, depura la sangre y los riñones.

No obstante, no debe usarse cuando el paciente tiene los riñones inflamados.

Aceite de Enebro:

Propiedades uso interno: Tónico de las funciones viscerales, del sistema nervioso, del aparato digestivo y estimulante general de las secreciones, antiséptico pulmonar, digestivo, urinario y sanguíneo, estomacal, depurador, diurético, antirreumático: favorece la excreción del ácido úrico y toxinas.

Aceite de Espino Amarillo:

Este aceite tiene un papel importante en la función de nuestra piel. Es muy rico en Omega-7. Tomando este aceite nos aseguramos de mantener nuestra piel y mucosas lubricadas y aisladas de los microorganismos externos.

Aceite de Estragón:

Estimulante general, y particularmente de la digestión, por lo que debe su fama a su capacidad para expulsar gases y fermentaciones intestinal. El aceite esencial de Estragón se utiliza también en preparaciones culinarias y en perfumería. aceite esencial de naranja son antisépticas, antidepresivas y antiespasmódicas. También es un buen antiinflamatorio, carminativo, diurético, sedante nervioso y tónico.

Se indica en casos de inapetencia, espasmos gastro-intestinales, gastritis, dolores premenstruales, al igual que en el tratamiento de reumatismos en general. Estimulante de la circulación sanguínea. Regula la menstruación.

Aceite de Eucalipto:

Analgésico, antiséptico, desinflamatorio, expectorante, facilita la secrecíon nasal, sube las defensas del organismo, desodorante, purifica el ambiente, desinfectante, ayuda a reducir la fiebre. Tónico digestivo general, y poderoso antiespasmódico. Tiene una acción particular contra el hipo. Es ante todo un remarcable antiespasmódico, reduce los efectos físicos del estrés

El aroma de pino ayuda a mejorar la respiración, desinfecta las vías respiratorias y purifica el aire. Es un potente antiséptico, desinfectante y refrescante, adecuado para baños. También es antiinflamatorio, desodorante y refrescante.

El aceite de Eucalipto es de uso externo solamente por lo que no debe ingerirse.

Aceite de Frambuesa:

Es uno de los más usados para el cuidado diario de la piel ya que contiene gran cantidad de ácidos grasos esenciales. Este aceite ayuda a que la piel se mantenga hidratada y protegida, gracias también a un nivel importante de Vitamina E.

Ayuda a mejorar la respiración, desinfecta las vías respiratorias y purifica el aire. Es un potente antiséptico, desinfectante y refrescante, adecuado para baños. También es antiinflamatorio, desodorante y refrescante. En masaje tiene acción calmante y analgésica, mejorando la circulación.

Combina bien con: bergamota, cedro, eucalipto, enebro, lavanda, limón, mejorana, romero.

La industria cosmética agrega aceite de frambuesa a las cremas de protección solar, ya que previene el daño que los rayos ultravioletas hacen a nuestra piel. Para mejorar el aspecto de nuestra piel podemos usarlo de manera tópica, como una crema hidratante. Pero sus efectos serán más intensos, si tomamos un baño de agua tibia aromatizado con unas gotas de aceite de frambuesa.

Aceite de Geranio:

Beneficios en su uso externo; cicatrizante, antiséptico, aleja los mosquitos.

En masaje, para el tratamiento contra la celulitis, pues tiene características diuréticas.

El aceite de geranio ha demostrado ser un poderoso antidepresivo que calma la ansiedad y los nervios. Además, tiene un leve poder afrodisíaco que hace que nos sintamos menos preocupados y segreguemos más endorfinas.

Aceite de Germen de Trigo:

Principal fuente natural de Vitamina E. Retarda los síntomas del envejecimiento, favorece la fertilidad. Ayuda a la prevención de infartos y demás enfermedades cardiovasculares.

Debido a las propiedades antioxidantes de la vitamina E, protege a nuestro cuerpo de la acción de los radicales libres, que causan envejecimiento prematuro. Suaviza la piel hidratándola y dándole mayor elasticidad, previene la formación de estrías. Nutre y da vigor al cabello y es excelente para luchar contra la caspa.

Aceite de Girasol:

Disminuye la concentración de triglicéridos en sangre. Aumenta la síntesis hepática del colesterol bueno, gracias a su contenido en fitoesteroles. Reduce los problemas de estreñimiento.

Aceite de Gomenol:

Este es uno de esos aceites esenciales desconocidos, pero es uno de los antisépticos más fuertes de la naturaleza. Aunque se comercializa en toda Europa, es uno de los más difíciles de conseguir. Sus propiedades es antisépticas y analgésicas, por lo que su ingesta puede ayudarnos a prevenir o mitigar los síntomas de enfermedades respiratorias, intestinales o urinarias.

El aceite de gomenol está recomendado en el tratamiento de bronquitis, rinitis o sinusitis. Evita las diarreas y los síntomas de malestar general de la gastroenteritis. También se puede usar para curarnos de parásitos intestinales.

El uso externo el aceite de gomenol nos ayuda a cicatrizar heridas, quemaduras o pequeñas úlceras.

Contraindicaciones; puede dar alergia. Si la zona en la que se ha aplicado el aceite se enrojece suspenda el tratamiento, lave la zona con agua tibia y jabón neutro y acuda al médico si no remiten los síntomas. No debe usarse en niños menores de 6 años ni deben tomarlo las mujeres embarazadas o lactantes.

Aceite de Hierba Limonera:

El aceite de hierba limonera es un aceite muy refrescante, por lo que usa para bajar la fiebre de enfermedades infeccionas como gripe o constipados.

Por ser un estimulante general, se ha difundido su uso para los masajes de precalentamiento muscular de los deportistas y también como analgésico y reconstituyente, para calmar los dolores producidos por el exceso de actividad física.

Aceite de Hígado de Bacalao:

Beneficioso para la vista, infecciones del aparato respiratorio y la piel, en el crecimiento de huesos y dientes. Rico en ácidos Omega 3 nos ayuda a controlar el colesterol.

Precaución al tomar este aceite si se trata de mujeres embarazadas.

Aceite de Hinojo:

Aporta beneficios para el aparato digestivo, ya que es causante de ayudar en los procesos de la digestión. Sus beneficios se prolongan también a los intestinos y ayudan en casos de hemorroides y estreñimiento.

En casos de celulitis y obesidad podemos recurrir a sus efectos diuréticos en forma de inmersión.

Aceite de Hisopo:

El aceite de hisopo tiene efectos digestivos. Trata también afecciones del aparato respiratorio, como la tos crónica, el asma y el resfriado.

Aceite de Incienso:

El aceite de incienso, cuenta con estos beneficios; antiséptico, astringente, antiinflamatorio, cicatrizante, digestivo, diurético, expectorante, calmante, tónico, rejuvenecedor de la piel, aumenta las defensas del organismo, incrementa la concentración y la energía.

Beneficios de este aceite en su uso interno; tónico, astringente, antiséptico, antidiabético. Ayuda en la deficiencia de las glándulas suprarrenales, gastroenteritis.

Aceite de Jazmín:

Este aceite posee diversas cualidades y ligadas a la mujer. En masaje, alivia los dolores menstruales, además de ser un relajante muscular y psíquico, ya que disminuye la tensión y mejora el estado de ánimo.

Es también, revitalizante, vigorizante, antiespasmódico, antidepresivo y altamente hidratante en pieles delicadas y sensibles. Aseguran que posee cualidades hacia problemas de carácter sexual derivados de la depresión, la ansiedad, el temor o la tensión. Es considerado como un fuerte afrodisíaco.

Aceite de Jengibre:

Es muy utilizado en personas que tienen problemas respiratorios, frotándolo sobre la zona del pecho. En aromaterapia, aplicarlo en compresas sobre zonas de artritis, reduce las molestias producidas por este problema y estimula la zona afectada. En este mismo campo, se utiliza también en personas con digestiones lentas. Y aseguran ser, un potente regenerador de energía.

Aceite de Jojoba:

En cuanto a piel y cabello se refiere, este aceite es un protector sin igual. Actua como un humectante de la piel, regula el agua de esta, consiguiendo un efecto de prevención contra las arrugas. De igual modo actua contra las espinillas, puntos negros, seborrea, irritaciones, etc. Al cabello lo controla de la secreción sebácea, de la caspa y estimula su crecimiento.

Aceite de Karité:

Un excelente aliado a la hora de combatir las arrugas de la piel y el envejecimiento prematuro, al igual que es una sustancia muy utilizada para prevenir las estrías y mejorar el estado de las ya existentes. Hay que destacar que también contiene una serie de antioxidantes.

El aceite de karité tiene una serie de cualidades destacables, y es que se trata de una sustancia grasa que la piel absorbe fácilmente y que sirve para aportar hidratación a la misma. El secreto está en los ácidos grasos que nos aporta y que confieren a las células de nuestro cuerpo una película protectora que las preserva de los ataques de los agentes externos como puede ser el frío, el sol, el aire, y sus componentes grasos evitan la pérdida excesiva de agua de las células a lo largo de la jornada.

No utilizar directamente sobre la piel ya que es altamente concentrado, se recomienda diluir con otros aceites o rebajar con agua. Reduce el riesgo de formación de coágulos sanguíneos. Produce vasodilatación de las arterias, mejorando y aumentando la circulación de sangre. Actúa como antioxidante, gracias a su contenido en vitamina E. Los beneficios que contiene el aceite de girasol pueden ser muy útiles a la hora de incorporar aceites a una dieta contra el colesterol malo.

Aceite de Laurel:

Antirreumático y antiinflamatorio muy efectivo. Aplicado externamente, se utiliza en fricciones para aliviar las tortícolis, lumbalgias, ciáticas, torceduras de tobillos y otros dolores osteomusculares (de huesos y músculos).

Para el sistema inmunológico, se utiliza tanto por sus virtudes no sólo para aumentar las defensas, sino para tratar los síntomas de la gripe, resfriados y las infecciones víricas. En el sistema digestivo, es ideal en casos de digestiones pesadas o flatulencia y pérdida del apetito.

Aceite de Lavanda:

La lavanda posee un aroma dulce, penetrante y agradable. Cuenta con virtudes tales como cicatrizante, antidepresivo, relajante, analgésico, antiséptico y expectorante. Para migrañas y cefaleas, utilizar las flores en infusión.

Aceite de Limón:

Bactericida, antiséptico, activador de los glóbulos blancos, antirreumático, calmante, antiácido gástrico, reductor de la hiperviscosidad sanguínea (fluidificante sanguineo), hipotensor por recuperación del equilibrio biológico, antianemico, estimulante de las secreciones gastrohepáticas y pancreáticas.

Aceite de Lino:

Alivio contra el Estreñimiento, disminuye el colesterol y el riesgo de enfermedades cardiovasculares, proporción adecuada entre los Omega-3 y los Omega-6. Puede ayudar a prevenir hemorragias uterinas, es un buen aliado en la menopausia y como preventivo del cáncer de seno, ya que posee fitoestrógenos, llamadas Lignanos, en una proporción de 75 a 800 veces más que en cualquier alimento.

Aceite de Macadamia:

Este aceite aporta los nutritivos necesarios para conservar la piel luminosa y sana. Devuelve elasticidad y tonicidad a la piel desvitalizada, por lo que su uso se hace fundamental en el cuidado de la piel flácida. Esta acción específica se complementa con el aceite de Sésamo.

Aceite de Mandarina:

El aceite esencial de mandarina es calmante, revitalizante y tonificante. Contribuye a mejorar la circulación sanguínea por lo que resulta un buen ingrediente para los aceites y lociones corporales. Resulta muy efectivo en casos de insomnio y tensión nerviosa.

No se debe aplicar antes de la exposición al sol o antes de someterse a una sesión de sol artificial.

Aceite de Manzanilla:

Posee múltiples efectos; antiinflamatorio, antiséptico, calmante, digestiva, relajante, restaurador nervioso, sedante, tónico. Si añadimos unas gotas a nuestro baño nos ayuda en dolores musculares y en articulaciones, neuralgias.

Aceite de Mejorana:

Tiene propiedades digestivas, expectorantes, vasodilatadoras. Sus efectos sedantes la hacen ideal contra el insomnio, especialmente si nos damos un baño mezclada con lavanda antes de dormir.

Aceite de Melisa:

Muy aconsejable para dormir y descansar bien. Evita la formación de gases y favorece la digestión. Alivian los dolores menstruales y evita mareos y náuseas en las embarazadas. Tiene un efecto antidepresivo, antihistamínico, bactericida, antiespasmódico, tónico nervioso, sedante, estomacal, tónico uterino.

Aseguran que calma la angustia, la ansiedad y la depresión.

Aceite de Menta:

En uso externo; asma, bronquitis, sinusitis, jaquecas, neuralgias dentarias, aleja los mosquitos. En uso interno; indigestiones, aerofagia, espasmos gástricos y cólicos,vértigos, jaquecas, temblores, parálisis.

Aceite de Mimosa:

Se emplea como calmante, antidepresivo y contra la ansiedad.

Aceite de Mirra:

Este aceite cuenta con cualidades como, expectorante, desinflamante de las vías respiratorias, pieles deteriodadas por la edad o el cuidado indebido, y en un sentido emocional, limpia y renueva la energía.

Aceite de Mirto:

Las propiedades de este aceite esencial son; expectorante, antiinfeccioso, relajante, descongestionante respiratorio y muy recomendado para aliviar la tos seca.

No recomendado para mujeres embarazadas, o que amamantan, ni para los menores de 3 años. No aplicar puro sobre la piel. Evitar el contacto con los ojos y mucosas. Diluir en aceite vegetal. No ingerir.

Aceite de Naranja:

Las propiedades terapéuticas del aceite esencial de naranja son antisépticas, antidepresivas y antiespasmódicas. También es un buen antiinflamatorio, carminativo, diurético, sedante nervioso y tónico. Además ayuda a la eliminación de toxinas y mejora la formación de colágeno en la piel.

Es ideal para aliviar los nervios y calmar las emociones. Mezclado con el aceite de canela, desarrollará un perfume muy agradable y sensual.

Aceite de Nardo Jatamansi:

Su efecto terapéutico destacado es equilibrar las polaridades del organismo. Fundamentalmente actúa sobre el corazón, armonizando su ritmo. Fortalece el miocardio. Es bueno para la taquicardia y las palpitaciones. También equilibra la tensión arterial y el estado de ánimo. Favorece la relajación y se lo aconseja para el insomnio. Se le atribuyen propiedades de elevación espiritual.

Aceite de Neroli:

El aceite de neroli (flor de azahar), es indicado para pieles sensibles o envejecidas. Ayuda en la prevención de arrugas. Alivia la angustia y tranquiliza.

Ideal para personas propensas a las depresiones nerviosas.

Aceite de Niauli:

Gran afluencia en el terreno emocional. Ayuda a personas sensibles, fóbicas, inseguras y libera sus miedos.

En el aspecto físico, posee propiedades antisépticas, actuando eficazmente contra hongos, bacterias y virus. Eficiente de igual modo en heridas, infecciones o quemaduras leves. En preparados diluidos, combate las afecciones respiratorias, tales como la tos, la congestión, la sinusitis y protege la garganta. Y es un excelente aliado en los problemas ginecólogos.

Aceite de OlibanoAceite de Oliva:

Recomendado para aliviar las afecciones respiratorias. En inhalación, facilita la expectoración y alivia los bronquios. En el cuidado de la piel, mantiene la firmeza de la epidermis. Dos gotas de este aceite esencial en 5 ml de aceite de Argán permiten cuidar las pieles secas y maduras.

En difusión atmosférica, su acción relajante favorece la meditación, reduce el estrés. Además de ser inmunoestimulante, cicatrizante, regenerante de la piel, relajante, anti-estrés.

Es el aceite más rico en ácido oleico y vitamina E. Es una grasa monoinsaturada, con efecto muy beneficioso sobre el colesterol, bajando las tasas del colesterol malo, incrementando las del bueno. Protege de los radicales libres. Estimula la vesícula tiene efectos anticancerígenos. Ideal contra el estreñimiento y ayuda a la absorción del calcio.

Aceite de Onagra:

El aceite de onagra, proviene de la onagra o prímula, una planta que contiene gran cantidad de ácidos grasos esenciales, indispensables para el correcto funcionamiento de las membranas de las células de nuestro organismo, el sistema nervioso y hormonal.

Se suman a sus beneficios su efecto reductor frente al colesterol, activa el sistema inmunológico, reduce la hipertensión arterial, elimina la sequedad de mucosas de ojos y boca, mejora el acné, previene el envejecimiento cutáneo.

Aceite de Orégano:

Actúa como un agente anti-viral, ya que este aceite puede ayudar a protegernos contra el resfriado común, ayuda a aliviar la congestión. Poderoso anti-inflamatorio. Produce un efecto sedante en la hipersensibilidad de las alergias.

Neutraliza los radicales libres. Combate los hongos.

Aceite de Palo de Rosa:

El Palo de rosa, llamado así por su delicado perfume, resultó ser una extraordinaria reserva natural de linalol, una sustancia aromática muy codiciada por los perfumeros.

Es un excelente regenerador y reconstituyente celular de la piel. Este aceite tiene un aroma dulce a rosas y a leña, ya que se extrae de la madera de un arbusto mediante arrastre por vapor de agua. Esta capacidad regeneradora de tejidos, sumada a la fuerza estabilizadora del elemento tierra al que pertenece, hacen de este aceite un excelente componente para la preparación de aceites, cremas, lociones, para el rostro y para todo el cuerpo.

Aceite de Pachuli:

Gran estimulante sexual, antidepresivo, antiinflamatorio, antimicrobiano, antiséptico, afrodisíaco, astringente, bactericida, cicatrizante, desodorante, digestivo, diurético, tónico nervioso, estimulante (nervioso), estomacal.

Aceite de Pino:

Sus propiedades antisépticas, mucolíticas y expectorantes son beneficiosas para el aparato respiratorio. En cuanto al aparato urinario, es excelente en el tratamiento antiinflamatorio y antibacteriano. Utilizado también en casos de dolores causados por golpes o reuma.

Aceite de Pomelo:

Es un potente antioxidante natural, se utiliza en el tratamiento de acné por su suave efecto exfoliante. Además es astringente, antiséptico, antiinflamatorio y relajante. Es rico en vitaminas A, C y Potasio. Combina bien con esencia de romero, ciprés, lavanda y geranio.

No aplicar puro sobre la piel. No ingerir.

Aceite de Ricino:

Es rico en ácidos grasos, muy hidratante y lubricante para la piel en general. Actúa como un humectante, atrayendo humedad a la piel. Se utiliza para el lumbago, la ciática y el reumatismo. Se recomienda para librar el cuerpo de moco endurecido en forma de quistes, tumores y pólipos.

Aceite de Romero:

El aceite esencial de romero tiene un efecto analgésico, antimicrobiano, antioxidante, antirreumático, antiséptico, antiespasmódico, afrodisíaco, astringente, cicatrizante, digestivo, diurético, fungicida, hepático, reconstituyente, estomacal y tónico.

Aceite de Rosa:

Posee propiedades hidratantes y regeneradoras para la piel, calmándola y suavizándola a la vez. Ligeramante antidepresiva, mejora los altibajos emocionales previos a la menstruación.

Aceite de Rosa Mosqueta:

Regenerador celular para quemaduras, tratamiento de arrugas y pieles maduras, estrías y tratamiento facial reafirmante. Previene y corrige el fotoenvejecimiento y cáncer cutáneo por exposición a las radiaciones solares, activando la autogeneración de melanina. Interviene en la pigmentación, eliminando manchas de la piel como melasmas y cloasmas.

Aceite de Sacha Inchi:

Llamado también como "el aceite de los Incas", tiene un gran contenido en ácidos grasos, Vitaminas A y E, es un buen aliado si nos referimos al colesterol, pues lo reduce y controla. Regula la presión arterial, el sistema inmunitario, las plaquetas e interviene en la formación del tejido ocular y membranas celulares.

Su aplicación externa protege en el cuidado del cabello, las uñas y la piel. Está especialmente indicado para pieles secas, deshidratadas y sensibles.

Aceite de Salmón:

Este aceite nos aporta una gran cantidad de ácidos grasos; saturados, poliinsaturados y monoinsatuados, todos ellos necesarios para un buen funcionamiento de nuestro organismo y estos nos ayudan a la prevención del temido colesterol malo en la sangre. Por sus propiedades antioxidantes, protege al cerebro de enfermedades degenerativas, como el Alzheimer.

Aceite de Salvia:

Beneficioso sobre el sistema nervioso, relajante, antidepresivo. Alivia síntomas de ansiedad y estrés. Relaja las contracturas musculares y combate el cansancio mental y físico. Regula la presión arterial al igual que la circulación y eliminación de líquidos. Durante la menopausia, es de gran ayuda, así como en menstruaciones difíciles.

Aceite de Sándalo:

El Sándalo es un árbol sagrado procedente de la India. Utilizaban su perfume en los antiguos cultos orientales para alcanzar la armonía espiritual. Ideal para estados depresivos, ya que los combate eficazmente. Estimula la actividad sexual.

También es expectorante, antiespasmódico, calmante, balsámico, ansiolítico, afrodisíaco, relajante.

Aceite de Sésamo:

Eficaz contra la flacidez de la piel, además de ser utilizado como filtro solar, ya que favorece el bronceado y la hidratación de esta. Es ideal en personas propensas a tener las manos agrietadas por el frío. Y en los pies fríos con un masaje de pocos minutos, se consigue tenerlos calientes durante casi todo el día.

Contiene fosfolípidos y lecitina y esto es vital para el pensamiento y la memoria de una persona. Este aporte de lecitina, es importante en la lucha contra el colesterol malo.

Aceite de Soja

Al igual que el aceite de sésamo, este aceite contiene una importante cantidad de fosfolípidos, imprescindibles para nuestro cerebro. Gran aportación de ácidos grasos esenciales, beneficiosos para el sistema nervioso y el corazón. Es muy fácil de digerir.

Aceite de Tomillo:

Cuenta con estas propiedades; antiséptico, aumenta el sistema inmunológico, antibacterial, expectorante, antiespasmódico, energizante y tonificante de los músculos.

Añadiendo unas gotas de esta esencia a nuestro baño, conseguiremos un efecto relajante y oxigenante.

Aceite de Ylang Ylang:

El aceite de Ylang Ylang significa "flor de flores" y proporciona efectos sedantes, tonificantes, antisépticos, antidepresivos. Muy usado en cosméticos y jabones.

Aceite de Zanahoria:

Combate el envejecimiento prematuro de las pieles secas y las protege. Usado para la eczema, dermatitis y arrugas. En la circulación actua contra la artritis y edemas.

JUGOS, LICUADOS Y REMEDIOS PARA LAS EMBARAZADAS:

Jugos curativos:

Jugo curativo para las embarazadas #1
Ingredientes

3 manzanas

2 puñados de frambuesas

Preparación

Pelar las manzanas, quitándoles las semillas, lavar las frambuesas y licuar juntas ambas frutas. Tomar un vaso a diario especialmente en las mañanas.

Jugo curativo para las embarazadas #2
Ingredientes

1 manzana

1 pera

4 hojas de lechuga

Preparación

Hay que limpiar muy bien todos los ingredientes, partirlos en trozos grandes y pasarlos por el extractor de jugos. Tomar un vaso de este jugo a diario especialmente si se tiene problemas para conciliar el sueño.

Jugo curativo para las embarazadas #3
Ingredientes
3 manzanas
2 puñados de arándanos negros
Preparación
Pelar las manzanas, quitándoles las semillas, lavar los arándanos y licuar juntas ambas frutas. Beber un vaso todos los días.

Jugo curativo para las embarazadas #4
Ingredientes
1 taza de jugo de naranja
1 taza de yogurt natural
1 taza de fresas congeladas
1 taza de espinaca frescas
1 plátano congelado y en rodajas
6 zanahorias peladas
Preparación
Vierte el jugo, el yogurt y bate un poco. Agrega el resto de los ingredientes hasta que obtenga una consistencia suave. Bebe poco a poco..Tomar a diario.

Jugos y remedios para combatir las náuseas:

Jugo curativo para combatir las náuseas #1
Estudios han demostrado que el jengibre evita las ganas de vomitar durante los primeros meses del embarazo, durante un viaje o después de una anestesia.

Ingredientes (para 2 porciones)

1 trocito de jengibre

1 pera en trozos

2 manzanas en trozos

Preparación

Pasar los ingredientes por el extractor. Tomar un vaso antes de un viaje o cuando se sienta las náuseas.

Jugo curativo para combatir las náuseas #2

Ingredientes

1/4 de trozo de jengibre

1 taza de jugo de zanahoria

Preparación

Lavar bien el jengibre y trocearlo con la cáscara. Licuar con los ingredientes restantes a velocidad alta. Tomar al momento. Este jugo ayuda detener la sensación de náuseas. Se recomienda tomarlo antes de salir de viaje para disminuir los mareos ocasionados por el movimiento.

Jugos y remedios para el mareo:

Jugos curativos:

Jugo para el mareo #1

Ingredientes

3 rebanadas de piña

1 manzana en trozos y sin corazón

1 trocito de jengibre

Preparación

Colocar todos los ingredientes en la licuadora y licuar por unos segundos. Tomar el jugo tan pronto se sienta el primer malestar.

Jugo para el mareo #2
Ingredientes
1 taza de jugo de arándanos
½ de taza de agua
1 cucharadita de jugo de limón
Preparación
Mezclar el jugo de arándanos, el agua y el jugo de limón en un vaso. Beber este jugo tan pronto se sienta los primeros signos de mareo.

Jugo para el mareo #3
Ingredientes
4 hojas de menta
1 pedazo de jengibre picado
1 taza de jugo natural de piña
1/2 limón, el jugo
Miel al gusto
Preparación
Poner los ingredientes en una licuadora y batir. Finalmente tomar 1 vaso al sentir el mareo. o 3 veces por semana

LISTADO DE SUSTANCIAS TOXICAS QUE AFECTAN NUESTRA SALUD:

Lista de sustancias toxicas A-Z

Acetona (Acetone):

La exposición a la acetona ocurre principalmente al respirar aire, tomar agua o al entrar en contacto con productos o suelo que contiene acetona. La exposición a cantidades de acetona moderadas-a-altas puede irritar los ojos y el sistema respiratorio, y puede también producir mareo. La exposición a niveles de acetona muy altos puede causar pérdida del conocimiento. Esta sustancia química se ha encontrado en por lo menos 572 de los 1,416 sitios de la Lista de Prioridades Nacionales identificados por la Agencia de Protección del Medio Ambiente de EE. UU. (EPA, por sus siglas en inglés).

Ácido sulfhídrico (Hydrogen Sulfide):

El ácido sulfhídrico ocurre naturalmente y también se produce por actividades humanas. Tan sólo unas pocas inhalaciones de aire contaminado con niveles altos de ácido sulfhídrico pueden causar la muerte. La exposición a niveles más bajos por períodos prolongados puede causar irritación de los ojos, dolor de cabeza y fatiga. El ácido sulfhídrico se ha encontrado en por lo menos 35 de los 1,689 sitios de la Lista de Prioridades Nacionales identificados por la Agencia de Protección del Medio Ambiente de EE. UU. (EPA, por sus siglas en inglés).

Acrilamida (Acrylamide):

La población general está expuesta a la acrilamida a través del consumo de alimentos contaminados. La acrilamida afecta el sistema nervioso y el sistema reproductivo. Esta sustancia se ha encontrado en por lo menos 3 de los 1,699 sitios de la Lista de Prioridades Nacionales identificados por la Agencia de Protección Ambiental (EPA).

Acrilonitrilo (Acrylonitrile):

La exposición al acrilonitrilo ocurre principalmente al respirarlo en el aire. El acrilonitrilo afecta principalmente al sistema nervioso y a los pulmones. Si se derrama en la piel, la piel se enrojecerá y pueden formarse ampollas. Esta sustancia química se ha encontrado en por lo menos 3 de los 1,177 sitios de la Lista de Prioridades Nacionales identificados por la Agencia de Protección del Medio Ambiente de EE. UU. (EPA, por sus siglas en inglés).

Aluminio (Aluminum):

Todo el mundo está expuesto a niveles bajos de aluminio en los alimentos, el aire, el agua y el suelo. La exposición a niveles altos de aluminio puede causar problemas respiratorios y neurológicos. El aluminio (en compuestos combinado con otros elementos) se ha encontrado en por lo menos 596 de los 1,699 sitios de la Lista de

Prioridades Nacionales identificados por la Agencia de Protección del Medio Ambiente de EE. UU. (EPA, por sus siglas en inglés).

Americio (Americium):

Niveles muy bajos de americio ocurren en el aire, el agua, el suelo, los alimentos y en detectores de humo. La exposición al americio radiactivo puede aumentar el riesgo de desarrollar cáncer. El americio se ha encontrado en por lo menos 8 de los 1,636 sitios de la Lista de Prioridades Nacionales identificados por la Agencia de Protección del Medio Ambiente de EE. UU. (EPA, por sus siglas en inglés)

Amoníaco (Ammonia):

El amoníaco se encuentra en el ambiente en el aire, el suelo y el agua, y en plantas y en animales, incluso seres humanos. La exposición a niveles altos de amoníaco puede producir irritación y quemaduras serias en la piel y en la boca, la garganta, los pulmones y los ojos. La exposición a niveles muy altos puede producir la muerte. El amoníaco se ha encontrado en por lo menos 137 de los 1,647 sitios de la Lista de Prioridades Nacionales identificados por la Agencia de Protección del Medio Ambiente de EE. UU. (EPA, por sus siglas en inglés).

- B -

Bario (Barium):

La exposición al bario ocurre principalmente en el lugar de trabajo o al beber agua potable contaminada. La ingestión de agua potable con niveles de bario por sobre las normas establecidas por la Agencia de Protección Ambiental (EPA) durante períodos relativamente breves puede producir perturbaciones gastrointestinales y debilidad muscular. La ingestión prolongada de niveles altos puede dañar los riñones. Se han encontrado bario y compuestos de bario en por lo menos 798 de los 1,684 sitios de la Lista de Prioridades Nacionales identificados por la EPA.

Benceno (Benzene):

El benceno es una sustancia química extensamente usada que se origina tanto de procesos naturales como de actividades humanas. La inhalación de benceno puede producir somnolencia, mareo y pérdida del conocimiento. La exposición prolongada produce efectos sobre la médula de los huesos y puede causar anemia y leucemia. El benceno se ha encontrado en por lo menos 1,000 de los 1,684 sitios de la Lista de Prioridades Nacionales identificados por la Agencia de Protección del Medio Ambiente de EE. UU. (EPA).

Bencidina (Benzidine):

La bencidina es una sustancia química manufacturada usada en el pasado para producir tinturas. La mayoría de la gente no está expuesta a la bencidina en el ambiente. La exposición en el trabajo ha sido asociada con un aumento en la posibilidad de contraer cáncer de la vejiga. Esta sustancia se ha encontrado en por lo menos 28 de los 1,585 sitios de la Lista de Prioridades Nacionales identificados por la Agencia de Protección del Medio Ambiente de EE. UU. (EPA, por sus siglas en inglés).

Boro (Boron):

La exposición al boro puede ocurrir en el trabajo o a través del uso de algunos productos de consumo. Inhalar niveles moderados de boro produce irritación de la nariz, la garganta y los ojos. La ingestión de cantidades grandes de boro puede producir daño del estómago, los intestinos, el hígado, el riñón y el cerebro. El boro se ha encontrado en por lo menos 164 de los 1,699 sitios de la Lista de Prioridades Nacionales identificados por la Agencia de Protección Ambiental (EPA).

1,3-Butadieno (1,3-Butadiene):

La exposición al 1,3-butadieno ocurre principalmente al respirar aire contaminado. Personas que han respirado aire contaminado con 1,3-buta¬dieno han sufrido alteraciones del sistema nervioso e irritación de los ojos, la nariz y la garganta. El 1,3-butadieno se ha encontrado en por lo menos 13 de los 1,699 sitios de la Lista de Prioridades Nacionales identificados por la Agencia de Protección Ambiental (EPA).

2-Butanona (2-Butanone):

La exposición a la 2-butanona ocurre principalmente en el lugar de trabajo o durante el uso de artículos de consumo que contienen esta sustancia. Se observó leve irritación de los ojos, la nariz y la garganta en gente que respiró aire contaminado con 2-butanona. Esta sustancia química se ha encontrado en por lo menos 472 de los 1,416 sitios de la Lista de Prioridades Nacionales identificados por la Agencia de Protección del Medio Ambiente de EE. UU. (EPA, por sus siglas en inglés).

2-Butoxietanol y acetato de 2-butoxietanol (2-Butoxyethanol and 2-Butoxyethanol Acetate):

La exposición al 2-butoxietanol y al acetato de 2-butoxietanol ocurre principalmente al respirar aire contaminado o por contacto de la piel con productos del hogar que los contienen. Respirar grandes cantidades de 2- butoxietanol o de acetato de 2-butoxietanol puede causar irritación a la nariz y los ojos, dolor de cabeza y vómitos. Se ha encontrado 2-butoxietanol en por lo menos 20 de los 1,430 sitios de la Lista de Prioridades Nacionales identificados por la Agencia de Protección del Medio Ambiente de EE. UU. (EPA, por sus siglas en inglés).

- C -

Cadmio (Cadmium)
La exposición al cadmio ocurre principalmente en lugares de trabajo en donde se manufacturan productos de cadmio. La población general está expuesta al respirar humo de cigarrillo o ingerir alimentos contaminados con cadmio. El cadmio daña los riñones, los pulmones y los huesos. El cadmio se ha encontrado en por lo menos 1,014 de los 1,669 sitios de la Lista de Prioridades Nacionales identificados por la Agencia de Protección Ambiental (EPA).

Cesio (Cesium):
La exposición al cesio estable o radiactivo ocurre a través de la ingestión de alimentos o agua potable contaminados o al respirar aire contaminado. Niveles altos de cesio radiactivo en o cerca de su cuerpo pueden producir náusea, vómitos, diarrea, hemorragia, coma y aun la muerte. Esto puede ocurrir después de accidentes nucleares o detonación de bombas atómicas. El cesio estable (no radiactivo) se ha encontrado en por lo menos 8 de los 1,636 sitios de la Lista de Prioridades Nacionales (NPL) identificados por la

Agencia de Protección del Medio Ambiente de EE. UU. (EPA, por sus siglas en inglés).

Cianuro (Cyanide):

La exposición a niveles altos de cianuro daña el cerebro y el corazón y puede producir coma y la muerte. La exposición a niveles más bajos puede provocar dificultad para respirar, dolor de pecho, vómitos, alteraciones en la sangre, dolor de cabeza y dilatación de la glándula tiroides. El cianuro se ha encontrado en por lo menos 471 de los 1,662 sitios de la Lista de Prioridades Nacionales identificados por la Agencia de Protección del Medio Ambiente de EE. UU. (EPA, por sus siglas en inglés).

Cinc (Zinc):

El cinc es un elemento natural. Exposición a niveles altos de cinc ocurre al ingerir alimentos, tomar agua o respirar aire en el lugar de trabajo contaminados con cinc. Bajos niveles de cinc son necesarios para mantener buena salud. La exposición a grandes cantidades de cinc puede ser perjudicial. El cinc puede causar calambres estomacales y anemia, y puede alterar los niveles de colesterol. El cinc se ha encontrado en por lo menos 985 de los 1,662 sitios de la Lista de Prioridades Nacionales identificados por la Agencia de Protección del Medio Ambiente de EE. UU.

Clorfenvinfos (Chlorfenvinphos):

El clorfenvinfos es un insecticida que ya no se usa en EE. UU. La ingestión de clorfenvinfos resulta principalmente en efectos sobre el sistema nervioso, tales como dolores de cabeza, visión borrosa, debilidad y confusión. El clorfenvinfos se ha encontrado en por lo menos 1 de los 1,430 sitios de la Lista de Prioridades

Nacionales identificados por la Agencia de Protección del Medio Ambiente de EE. UU. (EPA, por sus siglas en inglés).

Cloro (Chlorine):

El cloro gaseoso generalmente no se detecta en el ambiente. La exposición al cloro puede ocurrir debido a un accidente, por ejemplo, debido al escape o derrame de un tanque de cloro líquido o por el uso impropio de sustancias químicas usadas en piscinas. La exposición a niveles bajos de cloro gaseoso puede producir irritación de la nariz, la garganta y los ojos. El cloro gaseoso es demasiado reactivo como para ser detectado en el ambiente en sitios de desechos peligrosos. Cualquier cantidad de cloro gaseoso que se descargue en estos sitios se convertirá rápidamente a otras sustancias.

Clorobenceno (Chlorobenzene):

El clorobenceno es usado como solvente para ciertas formulaciones de pesticidas, como desgrasador y para manufacturar otras sustancias químicas. Niveles de clorobenceno altos pueden dañar el hígado y los riñones y afectar el cerebro. Se ha encontrado clorobenceno en 97 de los 1,177 sitios de la Lista de Prioridades Nacionales identificados por la Agencia de Protección del Medio Ambiente de EE. UU. (EPA, por sus siglas en inglés).

Cloroetano (Chloroethane):

La exposición al cloroetano puede ocurrir al respirar aire o tomar agua que lo contiene. La exposición a niveles altos de cloroetano puede perjudicar al sistema nervioso produciendo pérdida de control muscular y pérdida del conocimiento. Esta sustancia se ha encontrado en por lo menos 282 de los 1,467 sitios de la Lista de Prioridades Nacionales identificados por la Agencia de Protección del Medio Ambiente de EE. UU.(EPA, por sus siglas en inglés).

Cobre (Copper):

El cobre es un metal que ocurre naturalmente en el ambiente y también en plantas y en animales. El cobre en bajos niveles es esencial para mantener buena salud. En niveles altos, el cobre puede producir efectos nocivos como por ejemplo irritación de la nariz, la boca y los ojos, vómitos, diarrea, calambres estomacales, náusea y aun la muerte. El cobre se ha encontrado en por lo menos 906 de los 1,647 sitios de la Lista de Prioridades Nacionales identificados por la Agencia de Protección del Medio Ambiente de EE. UU. (EPA, por sus siglas en inglés).

Combustible Otto II y sus componentes (Otto Fuel II and its Components):

La exposición al combustible Otto II ocurre en áreas donde es usado como combustible para torpedos o donde se manufactura. Dolores de cabeza son los efectos más comunes de sobre-exposición. Otros efectos incluyen pérdida del equilibrio, falta de coordinación, irritación a los ojos, congestión nasal, náusea, mareo y dificultad para respirar. Esta sustancia química se ha encontrado en por lo menos 2 de los 1,430 sitios de la Lista de Prioridades Nacionales identificados por la Agencia de Protección del Medio Ambiente de EE. UU. SALIDA (EPA, por sus siglas en inglés).

Creosota (Creosote):

La creosota es una mezcla de muchos productos químicos. Comer alimentos o tomar agua con grandes cantidades de creosota puede causar quemaduras en la boca y la garganta y dolores de estómago. El contacto prolongado con la creosota ha sido asociado con un aumento del riesgo para desarrollar cáncer. La creosota se ha encontrado en por lo menos 46 de los 1,613 sitios de la Lista de Prioridades Nacionales identificados por la Agencia de Protección del Medio Ambiente de EE. UU. (EPA, por sus siglas en inglés).

Cresoles (Cresols):

La exposición a cresoles ocurre principalmente al inhalar gases del escape de automóviles, aire en viviendas calentadas con carbón o madera o al inhalar humo de cigarrillos. Los cresoles son corrosivos y los niveles altos pueden producir quemaduras de la piel. Si se ingieren pueden producir quemaduras internas, daño del hígado y el riñón y posiblemente la muerte. Los niveles bajos pueden irritar los ojos, la nariz y la garganta. o-Cresol, m-cresol, p-cresol y la mezcla de cresoles se han encontrado en por lo menos 210, 22, 310, y 70 de los 1,678 sitios de la Lista de Prioridades Nacionales, respectivamente, identificados por la Agencia de Protección del Medio Ambiente de EE. UU. (EPA, por sus siglas en inglés).

Cromo (Chromium):

La exposición al cromo ocurre al ingerir alimentos o agua contaminados o al respirar aire contaminado en el trabajo. Niveles altos de cromo (VI) pueden dañar la nariz y producir cáncer. Ingerir niveles altos de cromo (VI) puede producir anemia o dañar el estómago o los intestinos. El cromo (III) es un elemento nutritivo esencial. El cromo se ha encontrado en por lo menos 1,127 de los 1,669 sitios de la Lista de Prioridades Nacionales identificados por la Agencia de Protección Ambiental (EPA).

Crotonaldehído (Crotonaldehyde):

La población general puede estar expuesta al crotonaldehído al inhalar humo de tabaco, gases del escape de motores de gasolina o diesel o humo de la combustión de madera. La gente que trabaja con crotonaldehído en la producción de otras sustancias químicas puede estar expuesta a niveles más altos. Si usted respira vapores de crotonaldehído puede sufrir daño del sistema respiratorio. El contacto con la piel o los ojos puede producir lesiones graves. Esta sustancia se ha encontrado en por lo menos 3 de los 1,585 sitios de la Lista de Prioridades Nacionales identificados por la Agencia de Protección del Medio Ambiente de EE. UU. (EPA, por sus siglas en inglés).

- D -

Di(2-etilhexil) ftalato (DEHP) [Di(2-ethylhexyl) phthalate:

El di(2-etilhexil) ftalato (DEHP) se encuentra en muchos plásticos. La exposición al DEHP es generalmente muy baja. Exposiciones mayores pueden ocurrir a través de fluidos intravenosos administrados a través de tubos plásticos y por la ingestión de alimentos o agua contaminados. El DEHP no es tóxico en los bajos niveles que generalmente se encuentran en el ambiente. En animales, los niveles altos de DEHP dañaron el hígado y el riñón y afectaron la capacidad para reproducirse. El DEHP se ha encontrado en por lo menos 733 de los 1,613 sitios de la Lista de Prioridades Nacionales identificados por la Agencia de Protección del Medio Ambiente de EE. UU. (EPA, por sus siglas en inglés).

Dibenzofuranos policlorados (DFPCs) [Chlorodibenzofurans (CDFs)]:

La exposición al clordano ocurre principalmente al comer alimentos contaminados tales como tubérculos comestibles, carnes, pescados y mariscos, o al tocar tierra contaminada. Los niveles altos de clordano pueden dañar el sistema nervioso y el hígado. Esta sustancia se ha encontrado en por lo menos 171 de los 1,416 sitios de la Lista de Prioridades Nacionales identificados por la Agencia de Protección del Medio Ambiente de EE. UU. (EPA, por sus siglas en inglés).

Dibenzo-p-dioxinas policloradas (DDPCs) (Chlorinated Dibenzo-p-Dioxins [CDDs]):

La exposición a las dibenzo-p-dioxinas policloradas (DDPCs) (75 sustancias químicas) ocurre principalmente al ingerir alimentos contaminados con estas sustancias. Una de las sustancias químicas en este grupo, 2,3,7,8-tetraclorodibenzo-p-dioxina o 2,3,7,8-DDTC, ha demostrado ser muy tóxica en estudios en animales. Produce efectos en la piel y puede producir cáncer en seres humanos. Este compuesto se ha encontrado en por lo menos 91 de los 1,467 sitios de la Lista de Prioridades Nacionales identificados por la Agencia de Protección del Medio Ambiente de EE. UU.(EPA, por sus siglas en inglés).

1,4-Dioxano (1,4-Dioxane):

La exposición al 1,4-dioxano ocurre al respirar aire contaminado, al ingerir alimentos o agua contaminada y por contacto de la piel con productos tales como cosméticos, que pueden contener cantidades pequeñas de 1,4-dioxano. La exposición a niveles altos de 1,4-dioxano puede producir daño del hígado y el riñón. El 1,4-dioxano se ha encontrado en por lo menos 31 de los 1,689 sitios de la Lista de Prioridades Nacionales identificados por la Agencia de Protección Ambiental (EPA).

Dióxido de cloro y clorito (Chlorine Dioxide and Chlorite):

El dióxido de cloro es un gas que no ocurre naturalmente en el ambiente. Se usa para desinfectar el agua potable. El clorito se forma cuando el dióxido de cloro reacciona con el agua. Los niveles altos de dióxido de cloro pueden irritar la nariz, los ojos, la garganta y los pulmones. No se ha encontrado dióxido de cloro ni clorito en ninguno de los 1,647 sitios de la Lista de Prioridades Nacionales identificados por la Agencia de Protección del Medio Ambiente de EE. UU. (EPA, por sus siglas en inglés).

Disulfotón (Disulfoton):

La exposición al disulfotón ocurre principalmente al respirar aire contaminado, al tomar agua contaminada o al comer alimentos contaminados. La exposición a altos niveles puede dañar el sistema nervioso. Se ha encontrado disulfotón en por lo menos 7 de los 1,430 sitios de la Lista de Prioridades Nacionales identificados por la Agencia de Protección del Medio Ambiente de EE. UU. (EPA, por sus siglas en inglés).

Disulfuro de carbono (Carbon Disulfide):

La exposición al disulfuro de carbono puede ocurrir al respirar aire, tomar agua o comer alimentos que lo contienen. Respirar niveles muy altos puede ser fatal debido a sus efectos sobre el sistema nervioso. Respirar niveles bajos por períodos largos puede producir dolores de cabeza, cansancio, dificultad para dormir y leves alteraciones a los nervios. Se ha encontrado disulfuro de carbono en por lo menos 210 de los 1,430 sitios de la Lista de Prioridades Nacionales identificados por la Agencia de Protección del Medio Ambiente de EE. UU. (EPA, por sus siglas en inglés).

- E -

Endosulfán (Endosulfan):

La exposición al endosulfán ocurre principalmente al ingerir alimentos contaminados, aunque también puede ocurrir por contacto con la piel, al respirar aire contaminado o al tomar agua contaminada. El endosulfán afecta principalmente la función del sistema nervioso. El endosulfán se ha encontrado en por lo menos 164 de los 1,699 sitios de la Lista de Prioridades Nacionales identificados por la Agencia de Protección Ambiental (EPA).

Endrina (Endrin):

La exposición a la endrina puede producir una variedad de efectos nocivos incluyendo graves lesiones al sistema nervioso central y la muerte. Tragar cantidades muy grandes de endrina puede causar convulsiones y la muerte en unos pocos minutos u horas. La exposición a dosis altas puede causar dolores de cabeza, mareo, nerviosidad, confusión, náusea, vómitos y convulsiones. En trabajadores no se han notado efectos de larga duración. Se ha encontrado endrina en por lo menos 120 de los 1,430 sitios de la Lista de Prioridades Nacionales identificados por la Agencia de Protección del Medio Ambiente de EE. UU. (EPA, por sus siglas en inglés).

Estireno (Styrene):

La exposición al estireno puede ocurrir principalmente al respirar aire puertas adentro contaminado con vapores de estireno provenientes de materiales de construcción, humo de tabaco, y del uso de máquinas fotocopiadoras. También puede ocurrir exposición al respirar gases del escape de automóviles. Las personas que trabajan donde se usa o manufactura estireno se expondrán principalmente al respirar aire en el lugar de trabajo. Respirar estireno afecta principalmente al sistema nervioso. El estireno se ha encontrado en por lo menos 251 de los 1,699 sitios de la Lista de Prioridades Nacionales identificados por la Agencia de Protección Ambiental (EPA).

Ésteres de Fosfato Retardadores de llama (Phosphate Ester Flame Retardants):

La población general está expuesta a los ésteres de fosfato retardadores de llama principalmente al comer alimentos contaminados. Hay escasa información acerca de los efectos sobre la salud de seres humanos. En estudios en animales, la exposición prolongada a algunas de estas sustancias produjo daño y tumores en varios órganos. Estas sustancias se han encontrado en por lo menos 8 de los 1,699 sitios de la Lista de Prioridades Nacionales identificados por la Agencia de Protección Ambiental (EPA).

Etilbenceno (Ethylbenzene):

El etilbenceno es un líquido incoloro que se encuentra en numerosos productos entre los que se incluyen la gasolina y pinturas. Respirar niveles muy altos de etilbenceno produce mareo e irritación de los ojos y la garganta. La inhalación de niveles más bajos ha producido defectos de la audición y daño de los riñones en animales. El etilbenceno se ha encontrado en por lo menos 829 de los 1,699 sitios de la Lista de Prioridades Nacionales identificados por la Agencia de Protección Ambiental (EPA).

Etilenglicol (Ethylene Glycol):

El etilenglicol es un líquido incoloro usado en soluciones anticongelantes y para deshelar. La exposición a cantidades altas de etilenglicol puede dañar los riñones, el sistema nervioso, los pulmones y el corazón. El etilenglicol se ha encontrado en por lo menos 37 de los 1,699 sitios de la Lista de Prioridades Nacionales identificados por la Agencia de Protección Ambiental (EPA).

Etión (Ethion):

La exposición al etión ocurre principalmente por contacto con la piel o al respirar aire contaminado, pero también puede ocurrir al consumir alimentos contaminados o al tomar agua contaminada. El etión afecta el funcionamiento del sistema nervioso central y en dosis altas puede causar náusea, visión borrosa, temblores musculares y dificultad para respirar. Se ha encontrado etión en por lo menos 9 de los 1,577 sitios de la Lista de Prioridades Nacionales identificados por la Agencia de Protección del Medio Ambiente de EE. UU. (EPA, por sus siglas en inglés).

- F -

Fenol (Phenol):

El fenol es una sustancia tanto manufacturada como natural. El fenol se usa como desinfectante y se encuentra en numerosos productos de consumo. El contacto de la piel con cantidades altas de fenol puede producir quemaduras, daño del hígado, orina de color oscuro, latido irregular del corazón y aun la muerte. Ingerir fenol concentrado puede producir quemaduras internas. Se ha encontrado fenol en por lo menos 595 de los 1,678 sitios de la Lista de Prioridades Nacionales identificados por la Agencia de Protección del Medio Ambiente de EE. UU. (EPA, por sus siglas en inglés).

Fibras vítreas sintéticas (Synthetic Vitreous Fibers):

Las fibras vítreas sintéticas son materiales fibrosos manufacturados usados como aislantes térmicos y contra ruidos. La exposición breve puede causar irritación reversible de la piel, los ojos y los pulmones. Los trabajadores de fábricas que manufacturan fibras vítreas sintéticas usadas como aislantes para uso doméstico no mostraron aumentos en problemas de los pulmones. Algunos trabajadores de fibras refractarias de cerámica exhibieron alteraciones en radiografías del pecho, aunque estos cambios no fueron asociados con problemas respiratorios. No hay una asociación clara entre exposición a fibras vítreas sintéticas y cáncer en seres humanos. No se han detectado fibras vítreas sintéticas en ninguno de los 1,647 sitios de la Lista de Prioridades Nacionales identificados por la Agencia de Protección del Medio Ambiente de EE. UU. (EPA, por sus siglas en inglés).

Fluidos hidráulicos (Hydraulic Fluids):

La exposición a fluidos hidráulicos ocurre principalmente en el trabajo. Beber ciertos tipos de fluidos hidráulicos puede causar la muerte en seres humanos, e ingerir o respirar ciertos tipos de fluidos hidráulicos ha producido daño a los nervios en animales. El contacto con ciertos tipos de fluidos hidráulicos puede irritar la piel o los ojos. Estas sustancias se han encontrado en por lo menos 10 de los 1,428 sitios de la Lista de Prioridades Nacionales identificados por la Agencia de Protección del Medio Ambiente de EE. UU. (EPA, por sus siglas en inglés).

Formaldehído (Formaldehyde):

Todo el mundo está expuesto a pequeñas cantidades de formaldehído en el aire y en ciertos alimentos y productos de consumo. El formaldehído puede causar irritación a la piel, los ojos, la nariz y la garganta. La exposición a altos niveles puede producir ciertos tipos de cáncer. Esta sustancia se ha encontrado en por lo menos 26 de los 1,467 sitios de la Lista de Prioridades Nacionales identificados por la Agencia de Protección del Medio Ambiente de EE. UU. (EPA, por sus siglas en inglés).

Fosfina (Phosphine):

La población general puede estar expuesta a pequeñas cantidades de fosfina en el aire, los alimentos o el agua. Los trabajadores que usan esta sustancia química pueden estar expuestos a cantidades más altas. La exposición a la fosfina puede causar dolor abdominal, náusea y vómitos. La exposición a altos niveles puede causar debilidad, bronquitis, edema pulmonar, falta de aliento, convulsiones y la muerte. La fosfina se ha encontrado en por lo menos 7 de los 1,585 sitios de la Lista de Prioridades

Nacionales identificados por la Agencia de Protección del Medio Ambiente de EE. UU. (EPA, por sus siglas en inglés).

Fósforo blanco (White Phosphorus):

El fósforo blanco es un sólido ceroso que arde fácilmente y es usado en manufactura química y en municiones que emiten humo. La exposición a fósforo blanco puede causar quemaduras e irritación, y daño al hígado, los riñones, el corazón, los pulmones y los huesos y puede además, causar la muerte. Se ha encontrado fósforo blanco en por lo menos 77 de los 1,416 sitios de la Lista de Prioridades Nacionales identificados por la Agencia de Protección del Medio Ambiente de EE. UU.(EPA, por sus siglas en inglés).

- G -

Gasolina de automóvil (Automotive Gasoline):

La exposición a gasolina de automóvil ocurre con más probabilidad al respirar los vapores en gasolineras cuando llena el tanque de gas de un automóvil. En altos niveles, la gasolina de automóvil es irritante a los pulmones cuando se inhala y al estómago cuando se ingiere. La exposición a altos niveles puede también causar efectos nocivos al sistema nervioso. Se ha encontrado gasolina de automóvil en por lo menos 23 de los 1,430 sitios de la Lista de Prioridades Nacionales identificados por la Agencia de Protección del Medio Ambiente de EE. UU. (EPA, por sus siglas en inglés).

Glicol de propileno (Propylene Glycol):

El glicol de propileno es un líquido transparente usado como anticongelante y en soluciones para deshelar. Generalmente se considera inocuo para uso en alimentos. El glicol de propileno se ha encontrado en por lo menos 5 de los 1,416 sitios de la Lista de Prioridades Nacionales identificados por la Agencia de Protección del Medio Ambiente de EE. UU. (EPA, por sus siglas en inglés).

- H -

Hidrocarburos aromáticos policíclicos (HAPs) [Polycyclic Aromatic Hydrocarbons (PAHs)]:

La exposición a los hidrocarburos aromáticos policíclicos (HAPs) ocurre generalmente al respirar aire contaminado a raíz de incendios forestales o por alquitrán mineral o comiendo alimentos asados en la parrilla. Se han encontrado HAPs en por lo menos 600 de los 1,430 sitios de la Lista de Prioridades Nacionales identificados por la Agencia de Protección del Medio Ambiente de EE. UU. (EPA, por sus siglas en inglés).

Hidrocarburos totales de petróleo (Total Petroleum Hydrocarbons):

Los hidrocarburos totales de petróleo (TPH, por sus siglas en inglés) son una mezcla de muchos compuestos diferentes. Todo el mundo está expuesto a los TPH de diferentes fuentes, incluyendo gasolineras, aceite derramado sobre el pavimento, y sustancias químicas usadas en el hogar y en el trabajo. Algunos compuestos de los TPH pueden perjudicar al sistema nervioso, produciendo dolores de cabeza y mareo. Se ha encontrado TPH en por lo menos 23 de los 1,467 sitios de la Lista de Prioridades

Nacionales identificados por la Agencia de Protección del Medio Ambiente de EE. UU. (EPA, por sus siglas en inglés).

Hidróxido de sodio (Sodium Hydroxide):

El hidróxido de sodio es una sustancia química manufacturada. Se encuentra en una variedad de productos de limpieza domésticos. A niveles muy bajos puede producir irritación de la piel y los ojos. La exposición a la forma sólida o al líquido concentrado puede producir quemaduras graves en los ojos, la piel y el tracto gastrointestinal, lo que a la larga puede producir la muerte. Esta sustancia se ha encontrado en por lo menos 49 de los 1,585 sitios de la Lista de Prioridades Nacionales identificados por la Agencia de Protección del Medio Ambiente de EE. UU. (EPA, por sus siglas en inglés).

Hipoclorito de calcio e hipoclorito de sodio (Calcium Hypochlorite/Sodium Hypochlorite):

El público en general puede estar expuesto a pequeñas cantidades de hipoclorito de sodio y de calcio al usar productos domésticos que contienen estos compuestos. Los trabajadores en ocupaciones que usan estas sustancias químicas corren el mayor riesgo de exposición. El hipoclorito de sodio y de calcio pueden producir irritación de los ojos, la piel y los tractos respiratorio y gastrointestinal. La exposición a altos niveles puede producir grave daño corrosivo en los ojos, la piel y los tractos respiratorio y gastrointestinal y puede ser fatal. Cada una de estas sustancias ha sido encontrada en 6 de los 1,585 sitios de la Lista de Prioridades Nacionales identificados por la Agencia de Protección del Medio Ambiente de EE. UU. (EPA, por sus siglas en inglés).

- I -

Isoforona (Isophorone):

La isoforona es usada en la imprenta. La exposición a altos niveles causa irritación de la nariz y la garganta, mareo y fatiga. Esta sustancia química se ha encontrado en por lo menos 9 de los 1,177 sitios de la Lista de Prioridades Nacionales identificados la Agencia de Protección del Medio Ambiente de EE. UU. (EPA, por sus siglas en inglés).

- J -

- K -

- L -

- M -

Malatión (Malathion):

La población general probablemente no está regularmente expuesta al malatión. Sin embargo, el malatión se usa para tratar piojos en la cabeza de gente, para matar pulgas en animales domésticos y para matar insectos en jardines. La exposición al malatión también puede ocurrir en fincas donde se ha rociado sobre cosechas. La exposición a altas cantidades de malatión puede causar dificultad para respirar, opresión del pecho, vómitos, calambres, diarrea, visión borrosa, dolores de cabeza, mareo, pérdida del conocimiento y posiblemente la muerte. Esta sustancia química se ha encontrado en por lo menos 21 de los 1,636 sitios de la Lista de Prioridades Nacionales identificados por la Agencia de Protección del Medio Ambiente de EE. UU. (EPA, por sus siglas en inglés).

Manganeso (Manganese):

El manganeso es un elemento traza y la ingestión de cantidades pequeñas en los alimentos o el agua es necesaria para mantener buena salud. Exposición a niveles excesivos puede ocurrir al respirar aire contaminado, especialmente donde se usa en manufactura y al ingerir agua y alimentos. En niveles altos puede dañar el cerebro. El manganeso se ha encontrado en por lo menos 869 de los 1,669 sitios de la Lista de Prioridades Nacionales identificados por la Agencia de Protección Ambiental (EPA).

Mercurio (Azogue) (Mercury):

La exposición al mercurio ocurre al respirar aire contaminado, al ingerir agua y alimentos contaminados y a raíz de tratamientos médicos y dentales. Altos niveles de mercurio pueden dañar el cerebro, los riñones y el feto. Esta sustancia química se ha encontrado en por lo menos 714 de los 1,467 sitios de la Lista de Prioridades Nacionales identificados por la Agencia de Protección del Medio Ambiente de EE. UU. (EPA, por sus siglas en inglés).

Monoxido de Carbono (Carbon Monoxide):

Todo el mundo está expuesto a diferentes niveles de monóxido de carbono en el aire. Respirar cantidades elevadas de monóxido de carbono puede ser fatal. Las personas que sufren de enfermedades cardiovasculares y/o respiratorias pueden ser especialmente susceptibles al monóxido de carbono.

- N -

Naftalina, 1-metilnaftalina, 2-metilnaftalina (Naphthalene, 1-Methylnaphthalene, 2-Methylnaphthalene:

La exposición a la naftalina, 1-metilnaftalina y 2-metilnaftalina ocurre principalmente al respirar aire contaminado producido al quemar madera, tabaco o combustibles fósiles, por descargas industriales o repelentes para polillas. La exposición a grandes cantidades de naftalina puede dañar o destruir los glóbulos rojos. La naftalina ha producido cáncer en animales. La naftalina, 1-metilnaftalina y 2-metilnaftalina se han encontrado en por lo menos 687, 36 y 412, respectivamente, de los 1,662 sitios de la Lista de Prioridades Nacionales identificados por la Agencia de Protección del Medio Ambiente de EE. UU. (EPA).

Níquel (Nickel):

El níquel es un elemento natural. El níquel puro es un metal duro, blanco-plateado, que se usa para fabricar acero inoxidable y otras aleaciones de metales. Los efectos más comunes del níquel en personas que son sensibles al níquel son efectos de la piel. Los trabajadores que respiraron grandes cantidades de compuestos de níquel desarrollaron bronquitis crónica y cáncer del pulmón y de los senos nasales. Se ha encontrado níquel en por lo menos 882 de los 1,662 sitios de la Lista de Prioridades Nacionales identificados por la Agencia de Protección del Medio Ambiente de EE. UU. (EPA).

Nitrobenceno (Nitrobenzene):

El nitrobenceno es usado principalmente como intermediario para producir otra sustancia química. Las exposiciones repetidas a niveles altos producen una enfermedad de la sangre en seres humanos. Esta sustancia química se ha encontrado en por lo menos 7 de los 1,177 sitios de la Lista de Prioridades Nacionales identificados por la Agencia de Protección del Medio Ambiente de EE. UU. (EPA, por sus siglas en inglés).

- O -

Óxido de etileno (Ethylene Oxide):

Estados Unidos produce grandes cantidades de óxido de etileno. La mayor parte es usada para manufacturar otras sustancias químicas tal como glicol de etileno; cantidades menores se usan como pesticida o para esterilizar equipo médico. La exposición al óxido de etileno puede producir irritación de los ojos, la piel, la nariz, la garganta y los pulmones, y daño al cerebro y los nervios. Esta sustancia se ha encontrado en 3 de los 1,177 sitios de la Lista de Prioridades Nacionales identificados por la Agencia de Protección del Medio Ambiente de EE. UU. (EPA, por sus siglas en inglés).

Óxidos de nitrógeno (monóxido de nitrógeno, dióxido de nitrógeno, etc.) (Nitrogen Oxides):

Todo el mundo está expuesto a pequeñas cantidades de óxidos de nitrógeno en el aire. La exposición a niveles más altos puede ocurrir cerca de cocinas de gas, al quemar madera o querosén o si usted fuma. La exposición a altos niveles de óxidos de nitrógeno puede dañar las vías respiratorias. El contacto con la piel o los ojos puede producir quemaduras. El monóxido de nitrógeno y el dióxido de nitrógeno se han encontrado en por lo menos 9 y 6, respectivamente, de los 1,585 sitios de la Lista de Prioridades Nacionales identificados por la Agencia de Protección del Medio Ambiente de EE. UU. (EPA, por sus siglas en inglés).

Oxima de fosgeno (Phosgene Oxime):

La oxima de fosgeno fue desarrollada como un arma de guerra química. Solamente la gente que trabaja cerca de donde se ha almacenado la oxima de fosgeno corre el riesgo de exposición a esta sustancia. La exposición a altos niveles de oxima de fosgeno puede producir grave daño del pulmón y aun la muerte. El contacto con la oxima de fosgeno en forma de gas, líquido o sólido puede producir grave daño de la piel y los ojos. La oxima de fosgeno se ha encontrado en por lo menos 1 de los 1,585 sitios de la Lista de Prioridades Nacionales identificados por la Agencia de Protección del Medio Ambiente de EE. UU. (EPA, por sus siglas en inglés).

- P -

Pentaclorofenol (Pentachlorophenol):

El pentaclorofenol es una sustancia química manufacturada usada como pesticida de uso restringido. También se usa industrialmente para preservar la madera en postes de empresas de servicio público, rieles de ferrocarriles y en pilotes de muelles. La exposición a altos niveles de pentaclorofenol puede producir un aumento de la temperatura corporal, efectos al hígado, daño del sistema inmunitario y efectos sobre la reproducción y el desarrollo. Esta sustancia se ha encontrado en por lo menos 313 de los 1,585 sitios de la Lista de Prioridades Nacionales identificados por la Agencia de Protección del Medio Ambiente de EE. UU. (EPA, por sus siglas en inglés).

Percloratos (Perchlorates):

Los percloratos son sustancias químicas potencialmente muy reactivas usadas principalmente en fuegos artificiales, explosivos y motores de cohetes. La ingestión de alimentos y agua que contienen percloratos son las rutas de exposición más importantes para la población general. La contribución relativa de perclorato de los alimentos y el agua se está estudiando. Los niveles altos de percloratos pueden afectar la glándula tiroides, lo que a su vez puede alterar la función de numerosos órganos en el cuerpo. El feto y los niños pequeños pueden ser particularmente susceptibles. Se han encontrado percloratos en por lo menos 49 de los 1,581 sitios de la Lista de Prioridades Nacionales identificados la Agencia de Protección del Medio Ambiente de EE. UU. (EPA, por sus siglas en inglés).

Peróxido de hidrógeno (Hydrogen Peroxide):

El peróxido de hidrógeno es una sustancia química manufacturada, aunque pequeñas cantidades de peróxido de hidrógeno gaseoso pueden ocurrir naturalmente en el aire. La exposición a bajos niveles ocurre a raíz de su uso doméstico; las exposiciones a niveles más altos pueden ocurrir debido a su uso industrial. La exposición al peróxido de hidrógeno puede producir irritación de los ojos, la garganta, las vías respiratorias y la piel. Beber el líquido concentrado puede causar efectos gastrointestinales leves o severos. Esta sustancia se ha encontrado en por lo menos 18 de los 1,585 sitios de la Lista de Prioridades Nacionales identificados por la Agencia de Protección del Medio Ambiente de EE. UU. (EPA, por sus siglas en inglés).

Plata (Silver):

La plata es una sustancia química que existe naturalmente en el ambiente. En niveles muy altos, puede producir argiria, un descoloramiento azul-grisáceo de la piel y otros órganos. Esta sustancia química se ha encontrado en por lo menos 27 de los 1,177 sitios de la Lista de Prioridades Nacionales identificados por la Agencia de Protección del Medio Ambiente de EE. UU. (EPA, por sus siglas en inglés).

Plomo (Lead):

La exposición al plomo puede ocurrir al respirar aire o polvo en el lugar de trabajo, o al consumir alimentos o agua contaminados. Los niños pueden exponerse al ingerir pedazos de pintura seca que contiene plomo o al jugar en suelo contaminado. El plomo puede dañar el sistema nervioso, los riñones y el sistema reproductivo. El plomo se ha encontrado en por lo menos 1,272 de los 1,684 sitios de la Lista de Prioridades Nacionales identificados por la Agencia de Protección del Medio Ambiente de EE. UU. (EPA, por sus siglas en inglés).

- Q -

- R -

Radiación ionizante (Ionizing Radiation):

La radiación ionizante, al igual que el calor y la luz, es una forma de energía. Incluye partículas y rayos emitidos por material radiactivo, las estrellas y equipos de alto voltaje. La mayor parte ocurre naturalmente y cierta parte es producida por actividades humanas. En dosis muy altas, la radiación ionizante puede causar enfermedades o la muerte. Cualquier dosis posiblemente puede producir cáncer luego de varios años. No se sabe cuantos de los 1,517 sitios de la Lista de Prioridades Nacionales identificados por la Agencia de Protección del Medio Ambiente de EE. UU. (EPA) emiten radiación ionizante por sobre los niveles normales.

Radio (Radium):

El radio es una sustancia química radiactiva formada de la degradación del uranio y el torio. La exposición a niveles altos de radio produce un aumento en la tasa de cáncer de los huesos, el hígado y los senos. El radio se ha encontrado en por lo menos 18 de los 1,177 sitios de la Lista de Prioridades Nacionales identificados por la Agencia de Protección del Medio Ambiente de EE. UU. (EPA, por sus siglas en inglés).

RDX:

RDX es un explosivo. Las personas que trabajan con RDX pueden exponerse a esta sustancia. Es improbable que miembros de la población general se expongan a RDX. La exposición a cantidades altas de RDX puede afectar al sistema nervioso y producir convulsiones. Se ha encontrado RDX en por lo menos 31 de los 1,699 sitios de la Lista de Prioridades Nacionales identificados por la Agencia de Protección Ambiental (EPA).

- S –

Selenio (Selenium):

La población general puede estar expuesta diariamente a bajos niveles de selenio a través de los alimentos y el agua. El selenio es un elemento traza necesario para mantener buena salud, pero la exposición a niveles mucho más altos que los necesarios puede producir efectos neurológicos, cabello quebradizo y deformidades en las uñas. Inhalar vapores de selenio en el trabajo puede producir mareo, fatiga, irritación de las mucosas y efectos respiratorios. Esta sustancia se ha encontrado en por lo menos 508 de los 1,636 sitios de la Lista de Prioridades Nacionales identificados por la Agencia de Protección del Medio Ambiente de EE. UU. (EPA, por sus siglas en inglés).

Solvente stoddard (Stoddard Solvent):

La exposición al solvente stoddard ocurre principalmente en el trabajo. Gente que respira el solvente stoddard puede sufrir dolores de cabeza, mareo, e irritación a los ojos la piel y la garganta. Esta sustancia se ha encontrado en por lo menos 7 de los 1,430 sitios de la Lista de Prioridades Nacionales identificados por la Agencia de Protección del Medio Ambiente de EE. UU.SALIDA (EPA, por sus siglas en inglés).

- T -

Talio (Thallium):

La exposición al talio ocurre principalmente a través de los alimentos. La exposición a altos niveles de talio puede ocurrir en el trabajo. Respirar altos niveles de talio puede producir alteraciones del sistema nervioso, mientras que ingerir altos niveles puede producir vómitos, diarrea, caída temporal del cabello y otros efectos. Esta sustancia se ha encontrado en por lo menos 210 de los 1,416 sitios de la Lista de Prioridades Nacionales identificados por la Agencia de Protección del Medio Ambiente de EE. UU. (EPA, por sus siglas en inglés).

Tetracloroetileno (Tetrachloroethylene):

El tetracloroetileno es una sustancia química manufacturada usada en lavado al seco y como desgrasador de metales. La exposición a altos niveles de tetracloroetileno puede producir mareo, dolores de cabeza, somnolencia, confusión, náusea, dificultad para hablar y caminar, pérdida del conocimiento y la muerte. El tetracloroetileno se ha encontrado en por lo menos 771 de los 1,430 sitios de la Lista de Prioridades Nacionales identificados por la Agencia de Protección del Medio Ambiente de EE. UU. (EPA, por sus siglas en inglés).

Tetracloruro de carbono (Carbon Tetrachloride):

El tetracloruro de carbono no ocurre naturalmente. La exposición a esta sustancia ocurre principalmente al respirar aire, tomar agua, o a través de contacto con suelo contaminado con esta sustancia. La exposición a cantidades muy altas de tetracloruro de carbono puede dañar el hígado, los riñones y el sistema nervioso. El tetracloruro de carbono puede producir cáncer en animales. El tetracloruro de carbono se ha encontrado en por lo menos 425 de los 1,662 sitios de la Lista de Prioridades Nacionales identificados la Agencia de Protección del Medio Ambiente de EE. UU. (EPA, por sus siglas en inglés).

Tetracloruro de titanio (Titanium Tetrachloride):

El tetracloruro de titanio es muy irritante a los ojos, la piel, membranas mucosas y los pulmones. Respirar grandes cantidades puede causar serio daño a los pulmones. El contacto con el líquido puede causar quemaduras a los ojos y la piel. La Agencia de Protección del Medio Ambiente de EE. UU

- U -

Uranio (Uranium):

El uranio natural es una sustancia química natural ligeramente radioactiva. El uranio empobrecido es una mezcla modificada de isótopos de uranio menos radioactiva. Todo el mundo está expuesto a cantidades pequeñas de uranio en los alimentos, el agua y el aire. La exposición a niveles altos de uranio natural o empobrecido puede dañar los riñones. El uranio se ha encontrado en por lo menos 67 de los 1,699 sitios de la Lista de Prioridades Nacionales identificados por la Agencia de Protección Ambiental (EPA).

- V -

Vanadio (Vanadium):

Todo el mundo está expuesto a cantidades pequeñas de vanadio en el aire, el agua y en los alimentos. Respirar niveles altos de pentóxido de vanadio puede dañar los pulmones. La ingestión de vanadio puede producir náusea y vómitos. En animales, la ingestión de vanadio puede reducir el número de glóbulos rojos y aumentar la presión sanguínea. Se ha encontrado vanadio en por lo menos 319 de los 1,699 sitios de la Lista de Prioridades Nacionales identificados por la Agencia de Protección Ambiental (EPA).

- W -
- X -

Xileno (Xylene):

La exposición al xileno ocurre en el lugar de trabajo y cuando usted usa pintura, gasolina, diluyentes de pintura y otros productos que lo contienen. Las personas que inhalan niveles altos de xileno pueden sufrir mareo, confusión y alteraciones del equilibrio. El xileno se ha encontrado en por lo menos 840 de los 1,684 sitios de la Lista de Prioridades Nacionales identificados la Agencia de Protección del Medio Ambiente de EE. UU. (EPA, por sus siglas en inglés).

- Y -

Yodo (Iodine):

El yodo es un elemento natural necesario para mantener buena salud. La exposición a niveles altos de yodo estable o radiactivo puede producir daño de la glándula tiroides. Esta sustancia química se ha encontrado en por lo menos 9 de los 1,636 sitios de la Lista de Prioridades Nacionales (NPL) identificados por la Agencia de Protección del Medio Ambiente de EE. UU. (EPA, por sus siglas en inglés).

- Z -